続 地域とともに産み・育み・看とる

-コロナ禍でいのちと向き合う-

医療生協さいたま 看護部　本編集委員会 編著

すいせんの言葉

日本赤十字看護大学 名誉教授・健和会臨床看護学研究所 所長　川嶋みどり

本書は、人間を大切にする思想のもと、三〇年の実践の蓄積を継承発展させようとの医療生協さいたま看護部の心意気に充ちた著作です。「地域とともに産み・育み・看とる」多彩な物語がイメージできるエピソードに充ちていて、その場に居合わせなくても、各章それぞれ新たな発見や感動の共有ができる言葉が溢れ輝いています。いのちの平等、尊厳に根ざした住民（患者・利用者）ファーストの考え方を、広域多彩な保健・医療活動を通して県下に広めてこられたプロセスは、決して平坦ではなかったことでしょう。しかしながら、ここには、看護という営みを介して医療生協さいたまの先進的で密度の濃い物語が語られています。

たとえば、社会的困難者の救急搬送受け入れの多さを特色とするＥＲでは、救命後の生活設計まで視野に入れて取り組んでいて、その根底に「あらゆる差別を排し、分けへだてなく最善の医療を提供」するとの職業倫理が息づいています。

私は、高齢社会は障害が普遍化する社会であるとして、これまで病気の看護に重点を置いてきた看護のありようへの軌道修正を考えてきたこともあり、老人保健施設での障害児受け入れの試みを大変興味深く読みました。ともすると社会から取り残されがちな人たちへの、心地よい居場所の確保こそ「誰一人取り残さない看護」の実現への第一歩であると思うからです。

医療生協さいたまの地域活動の支柱になっている健康観・社会観、「個人の健康は、その人の遺伝的要因のみではなく社会的環境が大きく影響する」に触れて想起したのは、ナイチンゲールの「救貧院の記録簿に同じ姓が何代にもわたって記載されているのは、この人たちは貧民を生み出す状況のなかで生まれ育っているからである」と言い、「同じ状況から生じている死や病気の生活状況をなぜ観察しないのか」との言葉でした。

国内外を問わず差別や貧困の問題は根深く、コロナ禍によっていっそう浮き彫りになった健康格差問題や高齢者の社会的孤立。求められるのは、誰もが安心して暮らせるコミュニティの構築とヘルスプロモーションですが、いち早く国際的潮流に添った地域活動が展開されている様子には目を見張りました。

本書の魅力とも言えるのが、随所に登場する多彩な人たちの生きざまと語り口です。そして、膨大な頁の行間に込められたそれぞれの事象や実践を想像するだけでも、胸がふくらむ感じがします。

三年間のパンデミックのもとで、ともすると視野狭窄になりがちな時に、バラエティに富んだ看護を通じて、医療生協活動の未来へのロマンと確信を刺激されます。次世代への貴重なメッセージでもある本書を、多くの若い方たちにもぜひ読んでいただきたいと思います。

プロローグ

医療生協さいたまの看護理念は「地域とともに産み・育み・看とる」です。人生を長い目でみると、通院や入院での治療や看護を受けている時間はごく限られたものといえます。健康の回復・維持・増進は、日々の暮らしのなかで、患者や家族の主体的な努力と、さらにはそれらを取り巻く人々や様々な社会資源などに依存しながらおこなわれているのが現実です。

しかし、そのような健康をとりまく環境は必ずしも整っているとはいえません。地域における人々の協同の希薄化や家庭での生活の個別化の進行は、保健や暮らしに対する基礎的な体験や対応能力を弱め、健康に生きることを阻害する要因ともなっています。

看護職（保健師・助産師・看護師・准看護師）は、病棟・外来・在宅における看護、地域での健康づくり・保健予防活動を通じて、地域の人々が「生命の誕生から最期の瞬間までよりよく生きる」ための支援を職務としています。だからこそ、暮らしや労働を見つめ、さまざまな住民組織やボランティア団体などとつながり、地域の人々とともに協同しながらいのちを育んでいく専門職でありたいと考えています。その想いが、この看護理念には込められています。

このような看護理念に基づく看護の営みに、COVID-19は大きな打撃を与えました。

未知のウイルスは社会全体に不安を拡げ、時には分断を生み、とりわけ医療現場が受けた重圧感と逼迫は、未曽有の惨事だったといっても過言ではありませんでした。医療や介護の現場では、次から次へと現れる難題に対して全力で立ち向かうことが余儀なくされ、その日々は、けっして無傷ではなく、多くの教訓や問いも残されました。

この試練の数々をいかに意味づけ、未来に引き継ぐことができるのか……。私たちは、傷ついてもなお成長を遂げ、痛みを知るからこそ豊かに成長する人間の可能性に未来をつなぎたいと「続　地域とともに産み・育み・看とる―コロナ禍でいのちと向き合う―」の発行に取り組んできました。

取り上げた事例は、看護主任等が体験した貴重な実践に、医師を始めとした多くの職員のインタビューも入れながらまとめました。「読者に伝わる表現になっているか」「独りよがりな自己満足に陥っていないか」と確認しながら進めてきましたが、文章表現の至らないところもあるかも知れません。

看護の喜びや苦労をともにしてきた医療生協さいたまの看護職と医師を始めとした職員、支えてくれた家族・友人・知人、組合員、地域の皆さま。そして、全国の保健・医療・介護の現場で日々奮闘する方々や、看護職をめざす学生さんにも一読いただければと思います。

本書は、医療生協さいたま誕生三〇年を記念して発行されます。看護職の経験と看護への想いが、仲間たちに、組織に、そして社会へとつながれば幸いです。

医療生協さいたま 看護部　本編集委員会

目次

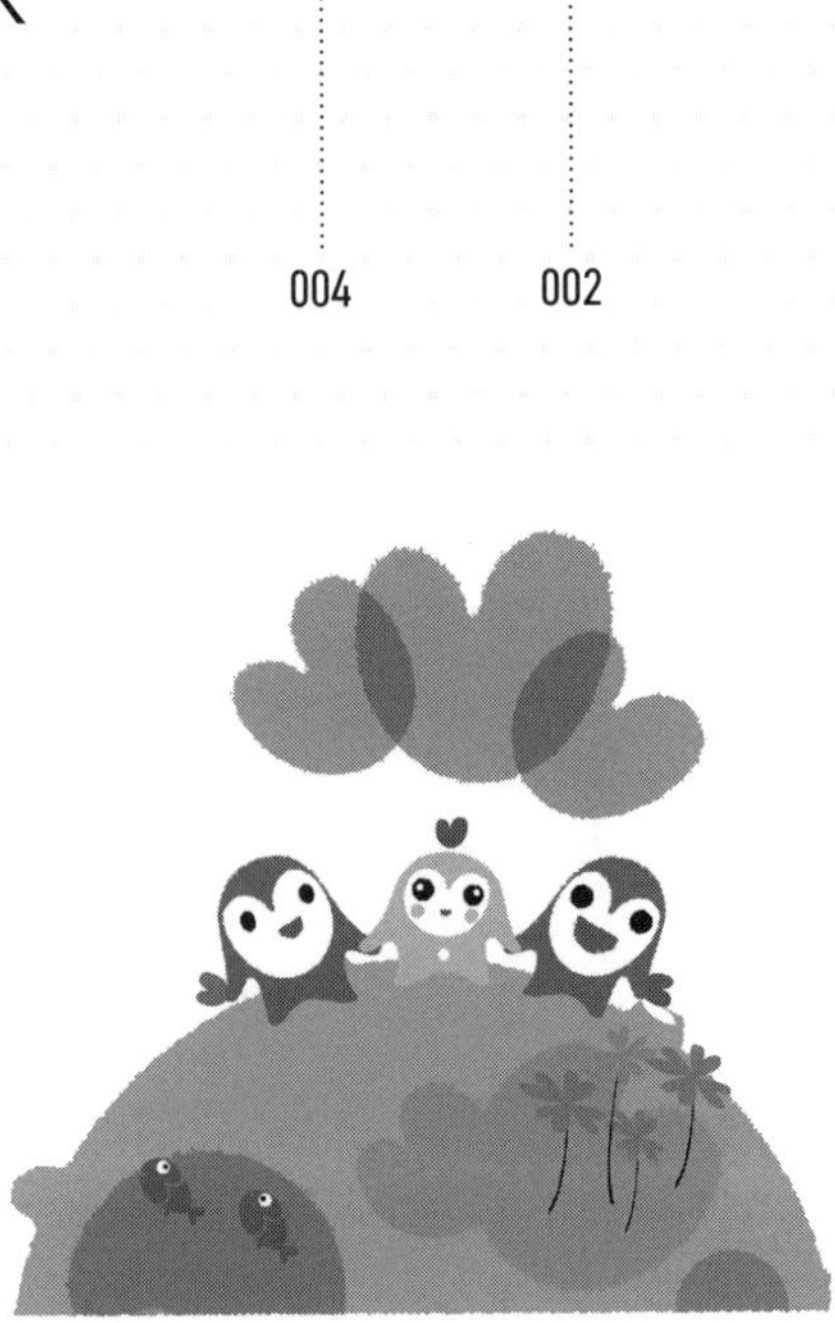

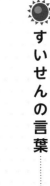

第3章

病児・障がいのある医療的ケア児者と家族に寄り添う

第4章

地域の〝健康力〟を創る！ 担う！

目次

＊本文中、本編集委員・出版物等からの引用以外の氏名はすべて仮名です。

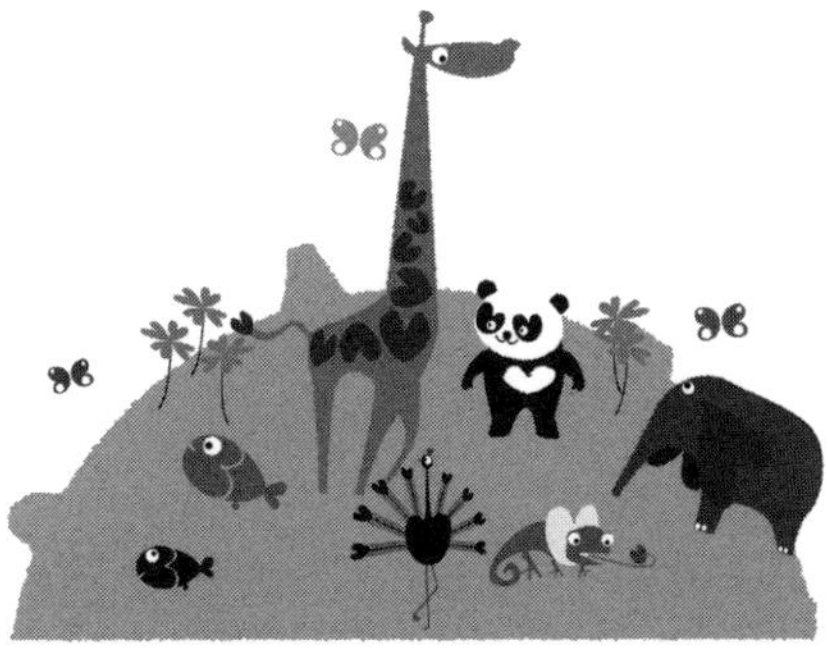

第1章

地域のニーズに応えるER

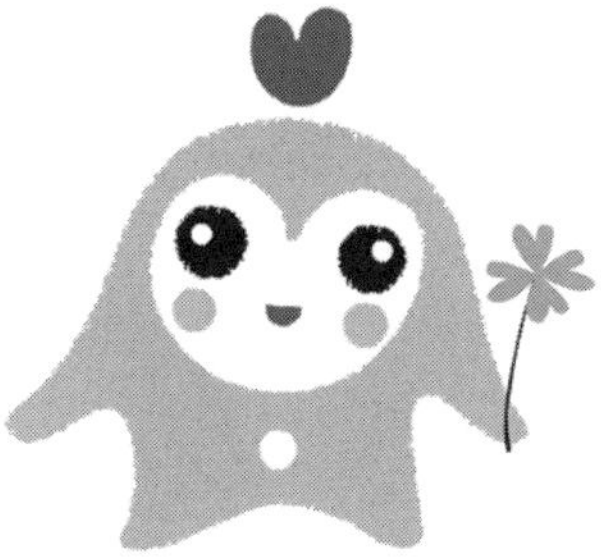

医療生協さいたま　キャラクター「ココロン」

2012年に医療生協さいたまの理念をもとに誕生した「ココロン」。ココロ星からきたココロ族です。ココロンが栽培した「ココロの果実」で、みんなを元気に、笑顔にします。

いつのころからか、埼玉協同病院では、
自分たちの救急医療活動を、
いくばくかの誇りとひそやかな決意を込めて「社会派ER」と呼ぶようになった。
それは、
目の前の救命に全力を尽くすだけでなく、
なぜこの人に救急医療が必要になったのか、その「社会的な背景」に目を向け
救命の先にある社会復帰と健康的な生活への道筋をつけることを役割としているからだ。
医療生協さいたまのERがめざすのは、
医療の最前線から社会の暗部を照らすこと、
そして、医療と福祉のセーフティネットからこぼれた人々、こぼれそうな人々の
「最後の砦」となることである。

地域の救急医療の最前線

もう一つのセーフティネットを担って

日本の救急病院には一次救急、二次救急、三次救急の三つの種類があり、患者の症状と緊急度に応じて役割分担がなされている。一次救急は軽症で緊急度が低く、治療後は帰宅が想定される事例であるのに対して、二次救急は入院・手術が必要な救急事態に、三六五日・二四時間体制で対応する。三次救急はより高度な医療を緊急に提供しうる医療機関で、救急医療における最後の砦と位置付けられている。

埼玉協同病院（以下、協同病院）が、埼玉県から二次救急病院の指定を受けたのは一九八六年のこと。地域における急性期医療の最前線として、救急搬送は年間約三〇〇〇件を超えている。

そのなかでも、瀕死の路上生活者や生活が困窮している人、アルコール依存症の人、無保険の外国人などが搬送される例が少なくない。協同病院はそういった社会的な困難のある人たちの「最後の砦」の役割を担いたいと考えている。

埼玉協同病院のＥＲ

他の病院から協同病院に転職し、双方で救急外来を経験した看護師の小田切はこう話す。

「協同病院のＥＲに入職して最初に感じたのは、路上生活の人、生活保護を受けている人など社会的に困難がある人の救急搬送の受け入れが、前職の病院と比べて多いように思いました。受け入れ要請数は、両院で大きな差はなかったと思うのですが、要請に応えるかどうかを判断するとき、前職では受けないことがあったというのが実感です」

救急隊から病院への受け入れ要請は、まず看護職が電話で受ける。患者の状態を聞き取った看護職は、当直の医師に受け入れの可否を問い合わせるのが協同病院の流れだ。搬送要請された患者は、名前や住所、連絡先がはっきりとわかっている人ばかりではない。行き倒れた人を見つけた通行人が救急車を呼ぶこともあるし、事件絡みで出動した警察官が、救急搬送を要請してくることもある。名前や住所はおろか、年齢や心身の状態が少しもわからない人もいる。病院で意識を回復し、暴れ出す例もある。

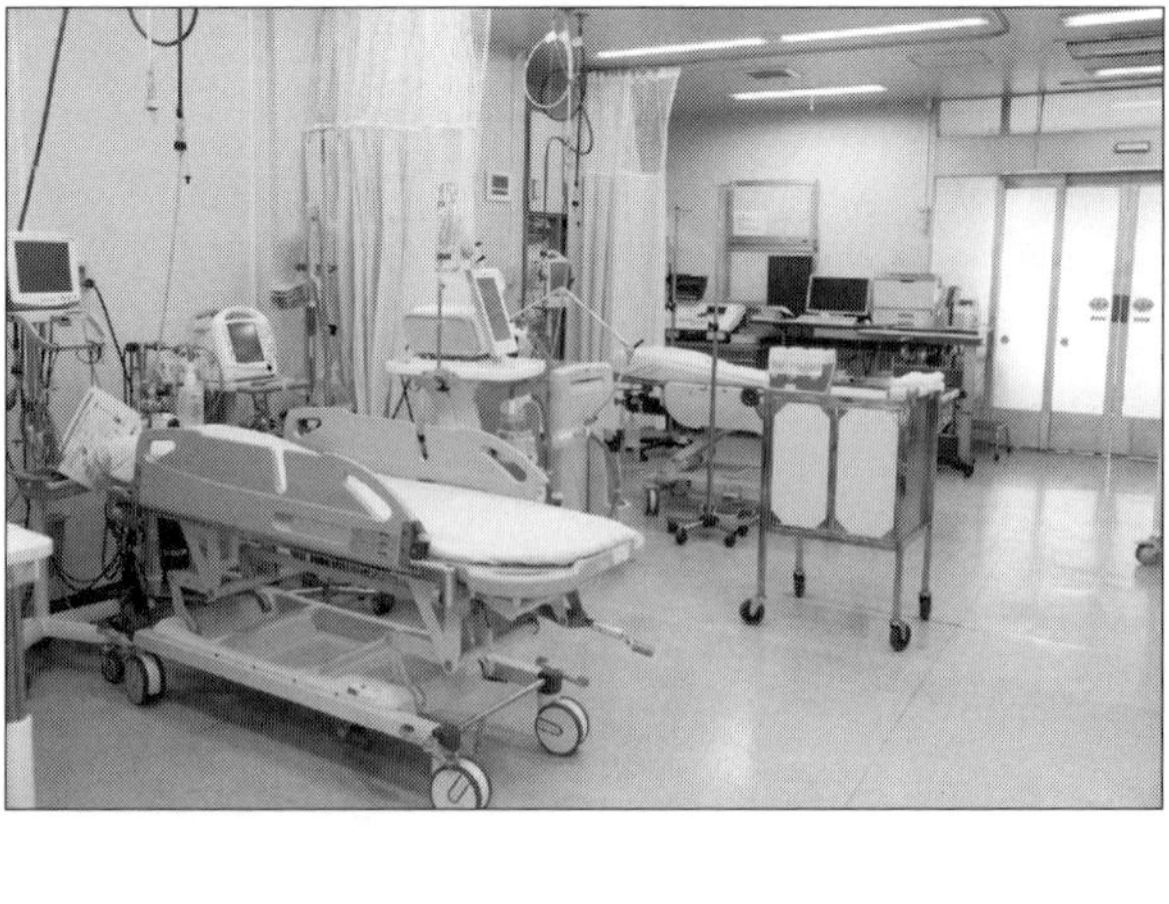

救急搬送に備える協同病院ＥＲ

「前の病院では、夜間当直の医師は非常勤が多く、社会的に困難のある人の救急要請を断ることが少なくありませんでした。病院全体のことをよく知らないため、受け入れても責任が持てないと考えていたのかもしれません。でも、実際に救急隊員に断るのは看護職です。私自身も断る口実をあれこれ考えて、後ろめたい気持ちで断り続けました。おそらく救急隊員は、一刻も早く医療につなげようと必死になっているはずなのに……。そう思うと、ＥＲの仕事がだんだんつらくなってきたのです」

結局、小田切は、このつらさが原因の一つとなって転職することになった。医師を責めることはできないのかもしれない。病院にも医師にもそれぞれの事情があるし、無保険の人や支払い能力のない人を救急で受け入れた場合に、その後の病院側の負担が大きく膨らむことは想像に難くない。

「協同病院は夜間でも本当に受け入れが不可能なとき、たとえば、救急搬送が集中して、どうしても人員が足りない場合などを除いては受け入れます。断らなくていいと思うと、気持ちがとても楽になって、この病院だったら常勤になってもいいかなと考え、常勤として勤めるようになりました」

見えない社会背景が見えてくる

協同病院の職員倫理指針には「あらゆる差別を排し、分けへだてなく、一人ひとりの患者にとって最善の医療が提供できるよう努力します」とある。

誰でも受け入れる理由は、経済力や社会的地位、年齢や性別などによって、受ける医療に差があってはならないこと、また社会的な困難を抱えた患者の人権を守ることを、協同病院のERが自らの使命として実践しようとする倫理観があるからにほかならない。

他方で、本当に助けが必要なのに、医療にたどりつけない人もいるという。

実際、生活に困窮し医療費が払えない人々は、どんなに体調が悪くなっても、自ら受診行動を起こせないこともある。命の危険に直面し、見かねた友人知人や近隣住民によって救急車が呼ばれることもあるのだ。なかには、救急隊員に「放っておいてくれ！」と搬送を拒否する例もある。

彼らが救急搬送されることによって、それまで隠れていた〝病〟の存在が、〝病〟を生み出した社会背景とともに、ようやくあぶりだされるかのように見えてくるのだ。仮に、彼らを医療機関が受け入れなかったとしたら、あるいは受け入れたとしても、応急処置のみ施して帰宅させたとしたら、〝病〟も、〝病〟の背景にある社会問題も、再び闇に戻ってしまうことは明らかだ。

だからこそ協同病院のERは、できるだけ受け入れるため日々葛藤している。

ある外国人女性のいのち

二〇二二年六月末のある日、一人の外国人女性が、浦和民主診療所から協同病院に救急搬送されてきた。診療所からの申し送りでは、心不全の疑いがあるとのこと。一カ月ほど前から体がむくみ、少し動くと息が切れていたという。急いで必要な検査をしたところ、末期の腎不全および心不全、腹部動脈乖離も見られ、人工透析がすぐにでも必要な重篤な状態だった。

東南アジア出身のマリアさん（五〇代）は、三〇代のとき、夫と子どもを母国に残して、興行ビザで入国した。日本でダンサーとして働き、母国の家族へ仕送りをするのが目的だった。ビザは数カ月後に失効。そのまま、いわゆるオーバーステイという非正規滞在の状態で、四半世紀近くを日本の社会の中で生き抜いてきた。

オーバーステイの二〇数年間がどのようなものだったのか。彼女は多くを語らなかった。当然ながら、言葉の壁もある。戸籍がなく、健康保険証もない日本での生活。やつれて年齢よりも年上に見える控え目なマリアさんから、私たちの想像を遥かに超える困難があったのではないだ

興行ビザ

タレントやダンサーとして日本で成功することを夢みて多くの外国人女性が日本に入国したことが知られている。

ピークは2004年ごろとされているが、それまでの10数年間（あるいは数10年間）、毎年、数万人にも及ぶ海外の女性たちが興行ビザで入国し、パブや飲食店で、日本人とは比べものにならない低賃金で働いていた。その多くは、本国の家族を養うための“出稼ぎ”であった。

ろうか。

そもそも「病院に行ったことがない」とマリアさんは言う。生活に困窮し、しかも無保険状態なら医療機関に足が向かないのも当然かもしれない。実際、体調が悪くなったときは、友人から薬をもらって、なんとか凌いでいたそうだ。九州地方に姉とその家族が住んでいるが、遠方なので頼るわけにはいかなかった。住む場所もなく、直近の二年間は友人宅を転々とする生活。仕事らしい仕事に就くことも、叶わなかった。

そのマリアさんが、なぜ、浦和民主診療所を受診する気になったのか。

看護職が聞き取った経緯は次のようなものだった。

具合が悪く、仕事も住むところもなくなり、母国に帰りたいと考えたが、夫はすでに亡くなっていて、息子たちとも生き別れになっていた。姉がようやく連絡をとりつけ、母国の次男一家が受け入れてくれることになった。孫もいることがわかり会うのが楽しみになって、一刻も早く帰りたいと思った。姉と日本語のできる姉の娘婿の付き添いで大使館に相談に行くと、出入国在留管理局（以下、入管）に行くように言われた。行ってみると、「まず飛行機に乗れる健康状態なのか医療機関で判断してもらってください」と言われた。お金がないから病院に行けないと伝えると、無料低額診療事業を教えられ、その事業に取り組んでいる浦和民主診療所に『診断書』を書いてもらうためにやってきたという。

救急搬送が必要なくらい重篤なのに、治療を受ける目的で受診したのではなかったのだ。

急変に備えたERでの一夜

入管の職員が「飛行機の移動に耐えられないかもしれない」と感じるくらいだから、おそらく、素人目にも相当厳しい状態に映ったのだろう。

それでも、無保険状態のマリアさんは、無料低額診療事業を教えられなければ、浦和民主診療所の扉を叩くことはなかった。その意味で、入管職員の対応はマリアさんの命のターニングポイントになっただろう。

しかし、飛行機への搭乗さえ危ぶまれる健康状態にあり、しかも帰国を熱望し、おそらく〝意を決して〟出頭した非正規滞在者に対して、このような対応しかできないものなのだろうか。素朴な疑問とともに、怒りを禁じ得ない人は少なくないだろう。入管の施設で病死したスリランカ人の女性、同じく入管収容中に何度も深刻な体調不良を訴えたにもかかわらず、救急車を呼んでもらえず、手遅れになって死亡したカメルーンの男性の事件は、記憶に新しい。

とにもかくにも、細い糸がつながって、ようやく浦和民主診療所にたどり着いたマリアさんは、直ちに協同病院に救急車で搬送された。

受け入れた協同病院のERは、すぐに各種の検査を実施して病状を把握。前述の通り「末期腎不全および心不全、腹部大動脈解離、人工透析の適応」と判明した。大動脈解離があるということは、血管が破裂して突然死に至るリスクがある。同時に人工透析を始めなければ、命の危険が差し迫っていた。しかし、院内の重症者用ベッドは満床だったため、外来のベッドで診ることになった。ERの看護職の一人が、緊迫した一夜を振り返った。

「救急搬送時のマリアさんは、時おり顔をゆがめてハアハア息苦しそうな表情で、顔・四肢・体幹におよぶまで、はっきりとした浮腫《むくみ》がみられました。透析がすぐに実施できないため、二四時間の酸素投与や輸液管理などを行い全身状態の安定を図ることに努めました。急変・突然死も予想されたため、わずかな変化も見逃さないように、常時モニタリングを行いながら気を張って見守ったことをよく覚えています。

この夜も鳴り止まないホットライン（緊急要請）やウォークイン（夜間急患外来受診）に対応しながら、言葉の通じにくいマリアさんの不安をとりのぞくため、機会あるごとに励まし、メンタルの安定に寄り添い続けました。マリアさんは弱々しい声ながら気丈に『大丈夫です』と返してくれたことで私たちも元気をもらいました」

マリアさんにとってもERの職員にとっても、ことのほか長い一夜だったことだろう。

翌日、マリアさんは呼吸困難感も軽減し、HCU（高度治療室）に入院することになった。

治療の方針決定は多職種連携で

こうして命の危機を乗り越えたマリアさんだったが、この先、生き続けるためには一刻も早く人工透析が必要不可欠であることに変わりはなかった。

ただし、人工透析は、いったん開始したら週三回の通院治療を生涯、継続しなければならない。一回の治療に四～五時間を要するなど、患者にとって負担が大きいだけでなく、費用も高額だ。通常であれば、健康保険によって、患者の自己負担分は月額数万～一〇数万円。各種の補助制度を活用することによって、月額一万円ほどに抑えられることもある。だが、無保険のマリアさんの透析費用は、月額四、五〇万円にものぼる。心身への負担の大きい治療と、到底支払うことのできない高額の医療費。熱望している帰国さえ危ぶまれ、帰国したとしても人工透析が続けられるとは限らない。

適切な社会資源につなげることは可能なのか。何より退院後、どこで生活するのか。母国に帰国できたとしても、透析治療の継続が母国で可能なのだろうか。

一つの命をめぐって、しかも現在の医療水準なら救える命をめぐって、高い壁がたちはだかっているように思えた。担当の看護職が振り返る。

「人工透析の可否も含めて、看護と治療の方針を急いで決めなければいけませんでした。急変リスクは依然としてありましたし、そうでなくても透析を始めなければ命の危険が差し迫っていたからです。一方、非正規滞在や無保険であることなど、定住していないことなどの社会的境遇がとても厳しく、看護職だけで決められることではありません。何よりもマリアさんが何を希望しているのかをしっかり聞き取り、私たちがどう看護し、どう治療し、どんな支援ができるのか、しなければいけないかを医療チームで考え共有することが不可欠でした」

当のマリアさんは、静かに、でもはっきりとこう言った。

「生きていたい。どんなに苦しくてもつらくても、生きて国に帰って、息子や孫と暮らしたい。たとえ車椅子になっても、いろいろな機械につながれていても、長生きをしたい」

その後のカンファレンスに集まった医療チーム（医師、看護職、薬剤師、管理栄養士、理学療法士、社会福祉士、医療事務など）は、「医学的適応があり、生きたいという強い意思がある患者に対して、治療をしないという選択肢はない」ということで一致した。もとより容易な決断ではない。医療費の病院負担だけでもおおごとだが、退院後はどうするのか、帰国と帰国後の治療は――。

こうした困難が予想される事例について、彼らは「国籍や社会的な境遇によって治療が提供できない状況は、何としても避けたい」という一点で突破した。それよりも、治療の先にどんな困難が待っていようと、それぞれの職種が、マリアさんの「生きていたい」に応えるために、全力を尽くすことを決めたのだった。

患者の希望を最優先に

実際に透析をするという方針が決まると、すべての職員はそれぞれの持ち場でマリアさんのサポートに取り組んだ。看護職は、日本語の不自由なマリアさんのために、言葉を選び、理解度を確かめながら人工透析の方法について説明した。病状が安定してから、退院後の生活の注意点をパンフレットなどを使いながら、マリアさんが理解できるように気をつけて説明した。管理栄養士は食文化の違いを考慮しながら、塩分制限の方法などを一緒に考え、栄養指導を行った。

一方、社会福祉士は、マリアさんが救急搬送された直後から、看護職の要請によって介入を開始していた。マリアさんを救命し守るためには、医療的な介入だけではなく、社会資源の活用に関する支援が必要不可欠だったからだ。

実際に、マリアさんは「無料低額診療事業」を頼って浦和民主診療所を訪れている。無料低額診療事業とは、「生計困難な人が経済的な理由によって必要な医療を受ける機会が制限されないよう、無料または低額な料金で診療を行う社会福祉法に基づく事業」である。

保護すべき責任は、大使館や入管といった機関であるべきだと主張し、両機関との交渉を粘り強く行った。思い通りに運ばないことも多いが、マリアさんの帰国については道筋をつくることに成功。帰国後の透析治療も継続できる見通しを立てるところまで、たどり着いた。

二〇二二年九月、マリアさんは新型コロナウイルス感染症の影響から、退院と帰国が延期となり待機中であるが、帰国の見通しが立ったことも手伝って、明るい表情を見せることもあった。「料理をすることは好き。どんな料理を作ったら良いかを教えてほしい」と語るなど、退院後の生活にも前向きだ。

「日本に来て、いいこともそうでないこともたくさんあった。ビザがなくなってからは苦労の連続だった。でも、この病院に来てよかった。生きていきたいと思った。助けてくれてありがとう。命を延ばしてくれてありがとう」

マリアさんの瞳から、大粒の涙がこぼれ落ちた。

「大変だけど頑張ろうね」

細くなったマリアさんの背中に、心からエールを送った。

第2章

いのちを守り、いのちを育てる 産婦人科

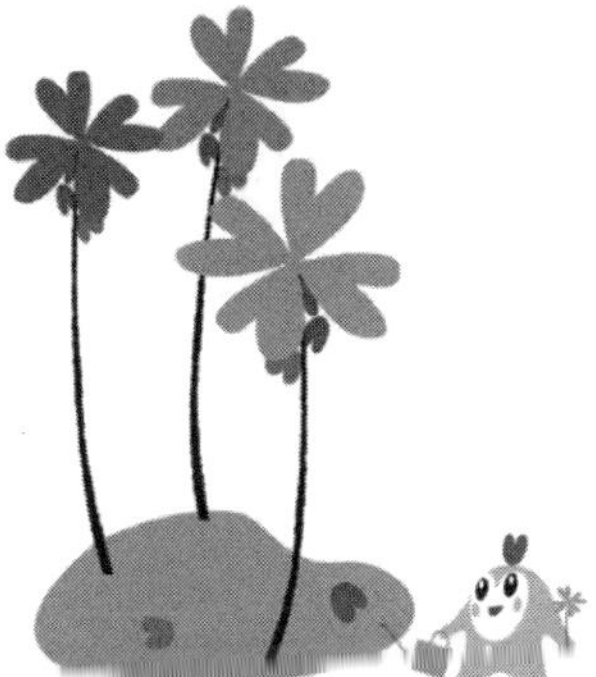

協同病院の産婦人科が、初めて赤ちゃんを取り上げたのは、一九八三年のことだった。四〇年の間に行われたお産は、実に二万七千件を超える。

開設当初から「地域が産み、育てる」をスローガンに、

「孤独な不安を持った出産ではなく、安心して希望のある出産」

「夫婦という社会生活単位の〝協同した仕事〟としての出産」

「地域住民が産み・育てることを支援するコミュニティづくり」を目標にした。

そして、父親も参加できる『うぶ声学校』（産前教室）、家族立ち合い出産、帝王切開での立ち合い出産、みんなで集まり喜びや困難を出し合い援助し合う場としての『赤ちゃん同窓会』、子宮がん検診の普及などさまざまなことに取り組んできた。

この間、妊娠・出産をめぐる社会の状況は様変わりした。

核家族化のいっそうの進展と歯止めのかからない少子化、高年出産の増加、子どもの貧困と虐待の顕在化……。

こうした変化の中で、どうすれば新しい命を守り育むことができ、子どもと女性、その家族に寄り添い、新しい命を守り、育むことができるのか、助産師たちは地域とともに歩み続けている。

地域が産み、育てる

若い母親に寄り添う

夏のある日、協同病院の産婦人科外来に、一人の若い女性が訪れた。柳美咲さん、一〇代後半。一見したところは高校生くらいだ。ややふっくらとしてはいるが、妊婦と見るには幼すぎる。診察の結果、すでに妊娠後期。この間、本人は妊娠に気づかず、胎動も「お腹の調子が悪いのかな」と思っていたという。正期産までは数週間しかなかった。

通常、産婦人科外来では、妊娠初期から出産まで一二回以上の妊婦健康診査が行われる。協同病院の産婦人科では、この妊婦健診の際に、医師の診察だけでなく、助産師が個室で時間をかけて詳細な問診を行う。この複数回の丁寧な面談を通じて、家庭環境や経済状況、本人の精神的な安定度、家族や周囲のサポートの有無をできるだけ深く把握する。聞きにくいことでもタイミングを計りながら、率直に聞くようにしている。一人ひとりの希望に沿ったお産を支援するとともに、不安や悩み、困難を抱えている場合はその軽減と解消に全力を尽くすためだ。妊娠の喜びと期待に溢れた妊婦ばかりとは限らない。妊娠によって社会的・経済的な理由から孤立を深め、追い詰められてしまうこともあるからだ。

美咲さんにはパートナーの姿がなかった。婚姻関係はあるのだろうか、出産費用や養育費、生活費は大丈夫なのだろうか。そもそも出産までの限られた時間で妊娠を受けとめ、親になる決意ができるのだろうか。出産を乗り越え、子どもを育てるためのさまざまな問題に向き合っていくことができるのだろうか……。

入職二年目の助産師の白石は、やや複雑な気持ちで美咲さんを迎えた。本人の意思がどこにあれ、すでに中絶可能な期間は過ぎており、出産は避けられない。一方、妊娠の経過も妊娠中の生活状況も不明のままだ。助産師として美咲さんを支援するためには、知らなければいけないことが山ほどあるのに、その時間は限られていた。

白石は言う。

「出産まで数週間しかなく、おそらく誰よりも美咲さん本人が戸惑っていると思うのです。そういう不安定なときに、たとえ助産師であってもよく知らない相手から、妊娠の経緯などプライベートなことをあれこれ聞かれるのは重荷ではないかと感じました。無理に聞き出そうとすると、かえって壁ができてしまうかもしれません。私自身、少しでも威圧的になるような接し方は絶対にしたくないと思っていたので、少しずつ距離を縮め、信頼関係を築く

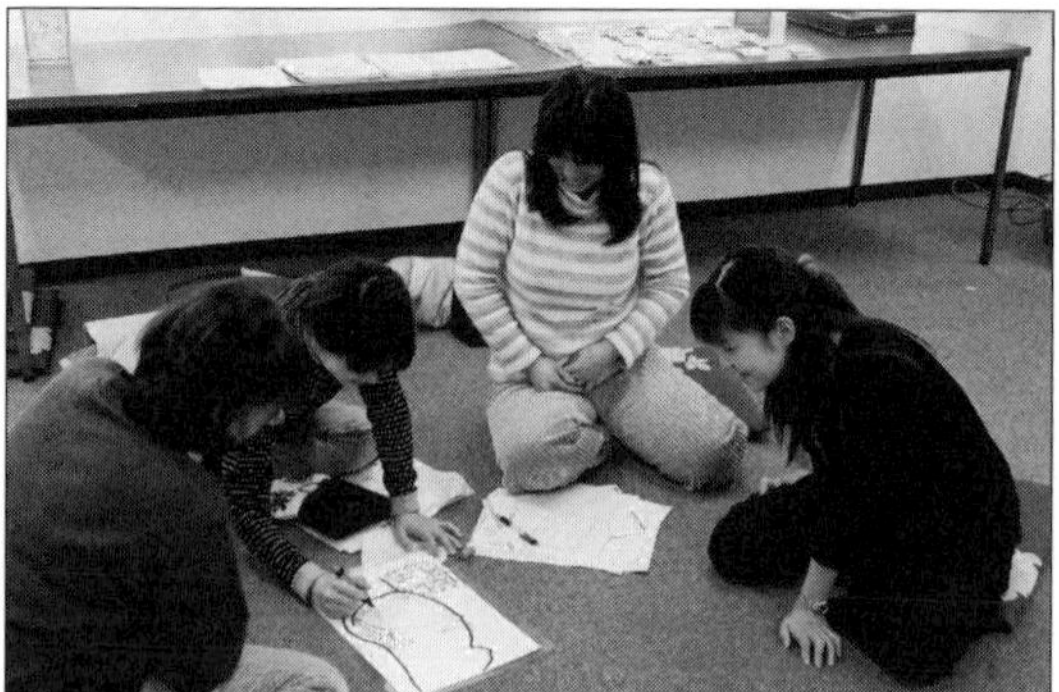
家族が参加する「うぶ声学校」（産前教室）

ことを第一に考えることにしました。歳が近いので、友達のように思ってもらえれば、話しにくいことも率直に話してくれるのではないかと期待したからです」

白石は、美咲さんが健診で来院するたびに、仕事を調整して診察に同席し、個別面談にも臨んだ。この時点で市の保健センターと美咲さんの情報を共有。保健センターの保健師は美咲さん宅を訪問し、出産までの準備についてさまざまなアドバイスを行っていた。協同病院の助産師らは、白石を軸に美咲さんを見守り、まずは無事に出産すること、少しずつ心を通わせて必要な支援は何かを探ることにした。

美咲さんにとって幸いだったのは、家族の理解と支援を得られたことだ。特に実母は、美咲さんの妊娠が確定するとすぐに物心両面に渡って手厚い支援を始めた。実母と美咲さんの関係性が良好であることも、大きな安心材料といえた。

それから数週間後、深夜に入院。陣痛が進むにつれ「もう無理！」などのネガティブな言葉も出てきた美咲さんに、白石はタッチングや声かけを行いながらずっと寄り添った。数時間の分娩時間を経て出産。赤ちゃんを抱いた瞬間、「かわいい」と美咲さんから笑みがこぼれた。その言葉と笑顔に、白石は安堵した。

入院中、白石は勤務の日は必ず美咲さんのもとを訪れ、育児指導や体調管理を行った。白石よりいくつも若い美咲さんが積極的に赤ちゃんに関わろうとする姿に、感心し学ぶことも多かった。そして、タイミングを見計らって妊娠の経過やパートナーのこと、今後の育児と生活の見通しなどを少しずつ尋ねた。美咲さんは、赤ちゃんの父親に妊娠を告げたら「自分の子ではない」と言われたこと、連絡はとっているが関係は不良であることなどナイーヴな部分も少しずつ話してくれた。

「家族の援助があるとはいえ、今後の生活に不安は拭えません。〝無事に退院したら支援は終わり〟とするのではなく、市の保健センターとともに見守り、きめ細かいサポートの継続が必要な事例でした」と、白石は振り返る。

退院後の家庭訪問

退院した美咲さんは実家に戻り、赤ちゃんとともに新しい生活をスタートさせた。

「家族の手厚い支援はメリットですが、過剰になると美咲さんの母性の発現を阻害することもあり得ます。それも含めて、育児環境を把握し、必要な助言と支援をするためには自宅を訪問することが不可欠だと思いました。通常、必要があれば保健センターから保健師が訪問しますが、美咲さんの場合は信頼関係が築かれつつある私のほうが適任とされました」。退院後しばらくして、白石の家庭訪問が実現した。

産後の家庭訪問では、どのような支援を行うのだろうか。

一般に、赤ちゃん用の備品の有無、部屋の清潔性・安全性、サポート体制、母子の関係や母性の発現などを観察し、困っていること、不安に思うことはないかを問いかけるとともに、日常生活や子育てについて具体的なアドバイスを行う。

幸い美咲さんは退院後も順調に精神的にも安定した生活を送っていた。実家のリビングを母子の生活空間にあて、ベビーベッドや備品も過不足なく揃えていた。授乳をはじめとした赤ちゃんの世話も進んで取り組んでおり、親としての責任感や子どもへの愛情がしっかり育まれていることも確認できた。

しかし、不安材料は少なくない。パートナーの不在、本人の社会的・経済的な基盤の未確立……。「だからこそ、切れ目のない支援が必要なのです」と白石はきっぱりと言う。「困ったこと、不安なことがあったら、いつでも連絡してね」と、美咲さんに繰り返し伝えた。

妊娠・出産を契機に、母となった女性が予期せぬ困難に直面し、孤立することがある。困ってもSOSを出せずに一人で悩みを抱え込んでしまう母親もいる。それを防ぐためには、親族や友人知人だけではなく、行政、保健機関、医療機関、そして地域の人々が協力・共同して多角的に見守ることが有効だ。

なかでも、出産の苦労と喜びを共有した助産師の存在は、おそらく特別の重みを持つ。美咲さんは白石に「出産の前も、出産のときも、ずっとそばにいてくれたから、すごく心強かった」と感謝の気持ちを伝えた。

白石は「そう思ってくれたことが嬉しかったですし、関係性がベースになって、その後の支援もスムーズにできたと思います。今後も、もっと力をつけて、妊婦の気持ちを理解し、寄り添える助産師になりたいです」と語っている。

虐待や経済的な困難を察知

美咲さんは家族の理解と支援が得られたが、孤立無援の子育てを余儀なくされる女性もいる。

この国では、児童虐待や育児放棄、出産後まもなくの遺棄など痛ましい事件は後を絶たない。「昔は、隣家の主婦が、陣痛が始まった妊婦に付き添って来院することもありましたが、今はそんな光景は見られなくなりましたね」と、助産師の宇都宮は振り返る。頼りたくても実家が遠かったり、疎遠だったり、実父母が働き盛りで頼れない人も多い。特に退院後の最初の一か月は、初産の女性にとっては、それまでの人生と大きなギャップを感じる「試練」の時期でもある。

そこで、協同病院では、産後の一か月健診までは「いつでも・何度でも」相談できるようにしている。

「一か月健診までが〝分娩〟という考え方です。私たちは、赤ちゃんとお母さんをフォローすることが何より大切な役割だと思っています。たとえば、ミルクの飲み具合がよくない赤ちゃんは気になるので、好転しなければ退院後二〜三日で来院してね、と促すこともあります。経済的な理由で来院できないことはあってはいけませんし、小さな悩みや不安も放っておかずに寄り添いたいと思っています」

産婦人科がこうした産後フォローを行うとともに、一か月健診を過ぎても、小児科と連携して見守る仕組みもある。また、ハイリスクな家庭に関しては「小児虐待カンファレンス」をして病院全体で関わることもある。これは小児科の医師・職員、助産師のほか救急外来の職員、保育士、社会福祉士など多職種が参加して、毎月一回開催されている。ここでは、それぞれの専門家が「見守りの必要がある」と判断した母子の情報を共有している。

主任助産師の武田は言う。

「たとえば、助産師が見守ってほしいと思った母子の情報は、このカンファレンスを通じて、小児科や救急外来の職員と共有されています。すると、その母子が予防注射や急病、怪我などで来院したとき、それぞれの立場でより注意深く接することができます。病院全体で見守ることによって、経済的な困窮や、虐待にも気がつくことができ、社会的な支援につなげることが可能になるのです」

もちろん、深刻な事態が確認されれば、行政と一体となってより強い支援を展開する。助産師と病院全体による「見守り」が、小さないのちと地域の安心の礎となっている。

外国人女性の出産を応援

協同病院のある埼玉県川口市に居住する外国人は、二〇二二年一二月一日には三万九五[1]

三七人に達した。これは川口市の人口の約六・五%を占める。県内の自治体で最も多いのはもちろんだが、全国的に見ても、二〇二〇年以降、東京・新宿区、同・江戸川区を抜き[2]全国第一位となっている。最も多いのは中国籍の人々で、韓国、フィリピン、ベトナム、トルコの人々も多く居住。トルコ国籍者の中にクルド人が多数含まれており、市内にはクルド人コミュニティが形成されている。

クルド人の多くはトルコで差別や迫害を受けて来日。日本の難民制度は世界の趨勢に照らして著しく厳しく、難民に認定されることは極めて稀だ。川口市ならびにその近郊に住むクルド人は、[3]二〇〇〇人とも言われており、その多くは難民と認定されずに、在留資格すら認められないまま「仮放免」という不安定な生活を強いられている。就労はできず、住民票がないので社会保障は対象外。したがって、医療費は全額自己負担が基本で、移動制限のために子どもの修学旅行にも手続きが必要である。

そのなかで川口市は「多文化共生社会」を謳い、外国籍の人々が地域で安心して生活できる環境づくりに前向きだ。通常、出産に際して支給される各種の給付金は、在留資格のない外国人は基本的に対象外だが、川口市は一定の条件を満たせば支給対象としている。出産のために、他地域から川口市に移住してくる外国人もいる。

「私が出会ったクルドの方々は、子どもや家族に対する愛情がとても深いように思いました。一〇代後半から二〇代前半での出産を望む傾向があり、不妊治療をする例も少なくありません。言葉の壁はありますが、通訳を介したり、翻訳機を使ったりしてコミュニケーションをとり、彼らが不自由なく、安心して出産ができるようにすることが、私たちの仕事の一つだと思っています。

宗教上の理由から食事制限が多く、入院中の食事にも気を配っています。必要な栄養をとるためにはどうしたらよいのかといった栄養指導も、ニーズに応じて行っています」

クルド人コミュニティの絆は強く、ほとんどの母子は家族や親戚、コミュニティの人々に見守られながら、スムーズに退院していくという。

「ただ残念なのは、出産以外ではなかなか受診につながらないことです。無保険であることが、医療サービスから彼らを遠ざけてしまっています。また、クルドの子どもたちは早くから家族を助ける働き手として期待されており、高校・大学へと進む子は少数だと聞きます。

実際、平日の昼間に、妊娠したお母さんの通訳として、小学生くらいの子どもが来院することもあります。学校の授業についていかれず不登校になるお子さんも少なくありません。産婦人科は生後一か月健診までが一つの区切り。そのあとは小児科へとつながるのですが、外国籍の子どもたちへの切れ目のない支援が必要だと痛感しています」と武田は言葉に力を込めた。地域住民がいのちを産み、育てることを支援する寛容なコミュニティづくりが期待されている。

いのちの授業

人々が自らのかけがえのない幸せな〝いのち〟と出会うことは、心豊かな人生の礎になりうるものだ。

協同病院の産婦人科は、妊娠・出産世代だけでなく、幼児期から学童期、思春期に至る各ステージで「いのちの授業」を展開している。それぞれの発達段階に合わせて、命が宿る仕組みを教え、一人ひとりが「奇跡の子」であること、だからこそ自分自身を大切にするとともに、他人を大事に思う心を育てること、自身のプライベートゾーン（自分だけの領域。男女の体のうち、性に関わる大切な場所）を守ることの重要性を伝えている。〝いのち〟とどう向き合うかはますます複雑で切実になっていると言えよう。

医療生協の組合員の学習会に呼ばれたり、保育園や幼稚園、学童クラブからの依頼のほか、最近は小中学校からの要請も増加中だ。背景には、二〇二〇年以降に始まった「生命（いのち）の安全教育」の学校現場への導入がある。二〇二〇年六月に政府が決定した「性犯罪・性暴力対策の強化の方針」を踏まえて、子どもたちが性暴力の加害者、被害者、傍観者にならないように「生命（いのち）の安全教育」を全国の学校で行うことになっている。だが、その内容や導入方法は学校現場に委ねられているのが実情である。以前から、地域の人々に「いのちの授業」を展開してきた協同病院産婦人科の役割は、ますます大きくなっている。

（1）川口市ホームページ「人口と世帯」（二〇二二年一二月現在）
（2）「NHK首都圏ナビ」（二〇二二年五月二六日）
（3）「朝日新聞二〇二〇年一二月二四日付」

コラム

平和への思いを世界へ発信——いのちのSAMBA（サンバ）9条の会

協同病院の助産師たちには、毎年のように続けている一つの取り組みがある。それは、この産婦人科で生まれた赤ちゃんたちの足形や手形をモチーフに、すべての子どもたちの平和を願うタペストリーを作ることだ。

きっかけは二〇〇五年、助産師の小宮がニューヨークで開かれたＮＰＴ（核不拡散条約再検討会議）への国際的な要請行動に、医療生協さいたまから日本代表団の一員として派遣されたことだった。

「最初はよくわからずにニューヨークに行くことになったんです。渡航費用のカンパを呼びかけたら、職員がすごく応援してくれたり、産後のお母さんたちも『がんばって行ってきてね』って、千円二千円と置いていってくれたりして、もうびっくりしちゃったんです。そこから勉強して、これはみなさんの平和への気持ちを届けるためにも、私は何かしなくちゃいけないんだって思いました」

「私は助産師なので、赤ちゃんの小さな足と手、顔、それに私が赤ちゃんを抱っこして

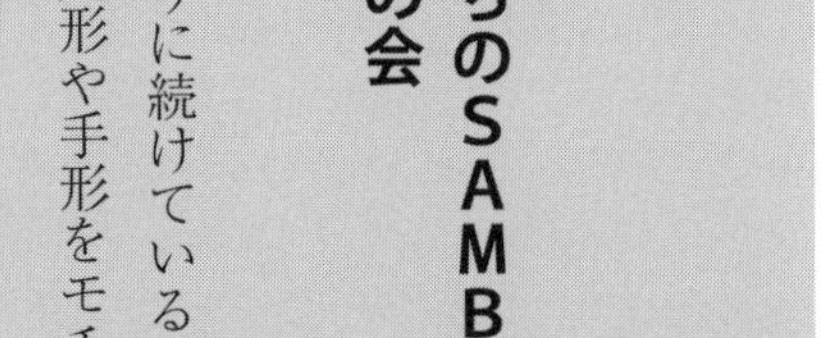

いる写真にメッセージを添えたパネルを作って、ニューヨークに持って行きました。世界各国から集まった人たちと平和の行進に参加したとき、それを体中に提げて歩いたんです。そうしたら、いろんな人たちが次々と声をかけてきたり、笑顔で手を振ってくれたりしました。たとえ言葉が通じなくても、赤ちゃんに象徴されるいのちの大切さ、平和を願う心は世界共通なんだ！って、すごい衝撃を受けて帰ってきました」

小宮はその経験から、「いのちのＳＡＭＢＡ９条の会」を立ち上げ、毎年タペストリーづくりを呼びかけるようになった。

会の名前には、ブラジルのカーニバルで有名な、明るく開放的な舞踊音楽サンバと助産師の産婆を合わせ、生命の誕生を祝いながら「平和をつらぬく憲法９条を守ろう」という思いが込められている。

助産師たちが、忙しい勤務の合間をぬって作るタペストリー。毎年のように原水爆禁止世界大会に届けたり、平和の取り組みの展示に貸し出されるなどに活用されてきた。毎年違うデザインのカラフルな絵柄で、かならず赤ちゃんの小さな足形・手形がスタンプされている。

「ここで出産したお母さんに目的を説明すると、たくさんの方が快く協力してくださいます。それがあるから、このタペストリーができる。生まれてきた子どもたちがみんな、どの国で生まれようと、平和な社会のなかで元気に育っていってほしい。助産師の私たちにも、伝えられることがあると実感しています」

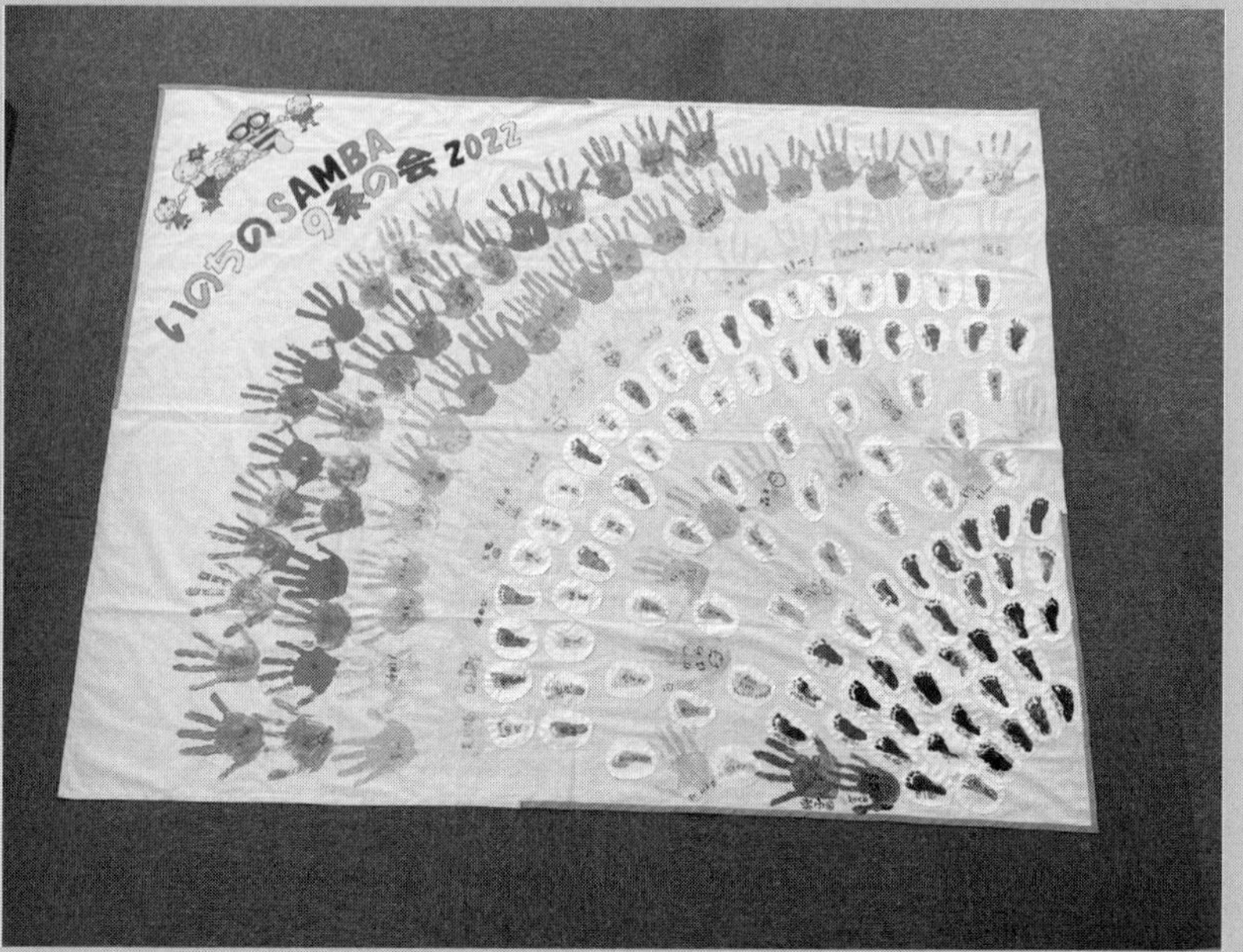

平和の願いが込められたタペストリー

あれから一〇数年。小宮の思いは変わっていない。

「一人一人の力は小さいかもしれないけど、少しでもいのちの大切さを社会に投げかけていく一人でなければいけないんじゃないかと思っています」

NPTで掲げたパネルにはこう書いてある。

「この小さな手に武器を握らせないで！つかむのは幸せであってほしい。この小さな足に戦場をふませないで！平和な世界を歩んでほしい。この瞳に戦場を映さないで！明るい未来をみつめてほしい。私は助産師です。生まれてくる全てのいのちが、たくさんの愛の中で育まれていくことを願っています」

第3章

病児・障がいのある医療的ケア児者と家族に寄り添う

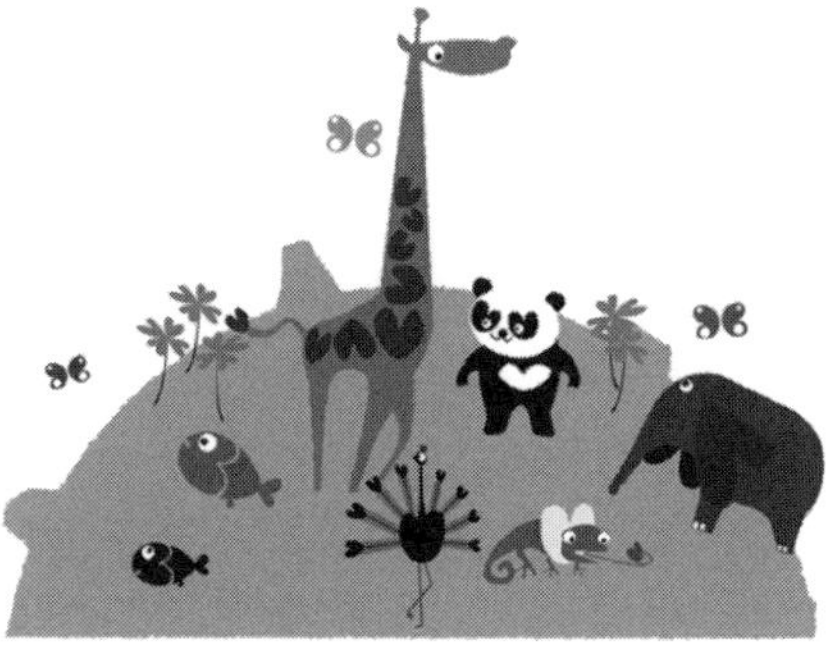

「誰一人取り残さない」は、
国連の掲げるSDGs*の基本原則であるが、
病児、障がい児者とその家族は、
この社会で取り残されていないだろうか。
日本の障がい者人口は年々増えており、
国民の七・六％（約九六四・七万人）におよぶ（『令和3年度障害者白書』）。
そのうち一八歳未満の身体障がい児は約七万人、
知的・精神障がい児は約五〇万人、
そして毎日、
医療処置や専門のケアを受けながら成長する「医療的ケア児者」は
全国に約二万人といわれている。
本章では、そうした子どもたちと家族のための、
「医療型短期入所」や「日中一時支援」、「病児保育」といった事業に積極的に取り組む、
現場の奮闘を紹介する。

＊国連の「持続可能な開発目標（SDGs）」は世界で実現をめざす一七の目標を掲げ、
実現への取り組みを進めている。その基本原則が「誰一人取り残さない」である。

老人保健施設での医療型ショートステイ

住み慣れた地域で子どもと暮らしたい

所沢市にある「老人保健施設さんとめ」(以下、「さんとめ」)では、二〇一六年一一月から障がい児者の医療型短期入所事業(デイケア・ショートステイ)を行っている。フロアに車いすの子どもが現れると、顔見知りの高齢者が手を振って近づいてきたり、顔を近づけてほほえんだりする。職員からは、「おはよう!」「来たねー」などの声がかかる。

「さんとめ」は、これまで小学一年生から中学・高校生、高校を卒業した青年、また中途障がいの成人など幅広い年齢層に利用され、毎月泊まりにくる定期利用者や、放課後デイサービスとして利用しに来る人もいる。やって来るのはおもに経鼻栄養や胃ろう、吸入、痰の吸引などの医療処置が必要で、おむつ交換や入浴介助といった身体介護が常に欠かせない人たちだ。

開設のきっかけは、ある重症心身障がい児の母親の声だった。埼玉県内には医療的ケアの必要な障がい児を預けられる施設、放課後を過ごせる居場所が少ない上、宿泊ができ、介護家族が休息したいときの預け先もない。もしも何かの用事で子どもを預かってもらおうとすれば、事前に予約を申し込み、運良く空きがあったとしても、車で片道二時間近くかかる施設まで送迎しなければならない。親子の疲労、負担は大きかった。

「住み慣れた地域で、子どもと一緒に安心して、ふつうに暮らしたいだけなのに……。どうしてそれができないのでしょうか」

訴えは切実だった。それを聞いた「さんとめ」は、老健のもつ医療・看護・介護・リハビリテーションの機能をより地域に活かし、行き場のない障がい児、とりわけ医療的ケアの必要な子どもたちに利用してもらいたい、と事業に乗り出した。

県の福祉行政としても医療的ケア児者のサービス不足が課題となっており、いち早く手を挙げた「さんとめ」の計画は県政からも歓迎された。

高齢者施設で障がい児を受け入れる

「さんとめ」は、もともと「介護を必要とする〝高齢者〟の自立を支援し、在宅への復帰をめざす」施設であった。一階に広いデイルーム、風呂場やキッチン、季節の花が咲くテラスなどがあり、二〜三階が療養フロアで個室や四人用居室がある。入所と通所それぞれ一〇〇名ずつと空きベッドを利用したショートステイを受け入れている。

ところが、その空床利用のショートステイに、障害のある医療処置も含む子ども中心の

「医療型ショートステイ」を加え、さらに日帰りも宿泊も可能にするという計画が持ち上がったとき、現場で働く職員たちは驚いた。現場職員の大半は、もっぱら高齢者ケアに従事してきた介護福祉士など（以下、介護職）や理学療法士・作業療法士・言語聴覚士（以下、リハビリ職）などで、看護職は少ない。長い間、高齢者だけを支援してきた場所で障がい児を受け入れられるのか。現場職員からは戸惑いや不安の声が上がり、「子どもをみるのは正直いやだ」とストレートに言う職員もいた。どうしたら職員みんなに受け入れてもらえるか、理解を得られるのか。

「とにかく何度も話し合いました。子どもからお年寄りまで健康な人もそうでない人もともにという生協の理念を、この現場から本当に実現したいと思いました」

そう振り返るのは、看護長の後藤だ。戸惑いや不安を呼ぶのは、自分たちが、医療処置の必要な障がいのある子どものことを知らないからだと考え、「それなら、みんなで勉強しよう」と、まずは看護職を重症心身障害児の入所施設での研修に送り出した。医療的ケア児の受け入れの雰囲気や日々の過ごし方、医療的ケアの特徴などを実地体験した看護職は、それまでの経験も踏まえて、「これならやれそうだ」という自信をつかんで帰ってきたという。介護職もほぼ全員、障がい児の「放課後等デイサービス」に見学に行った。子どもたちの明るくみずみずしい姿にふれ、具体的な対応の仕方を学んだことで、職員から受け入れを拒む意見は出なくなった。

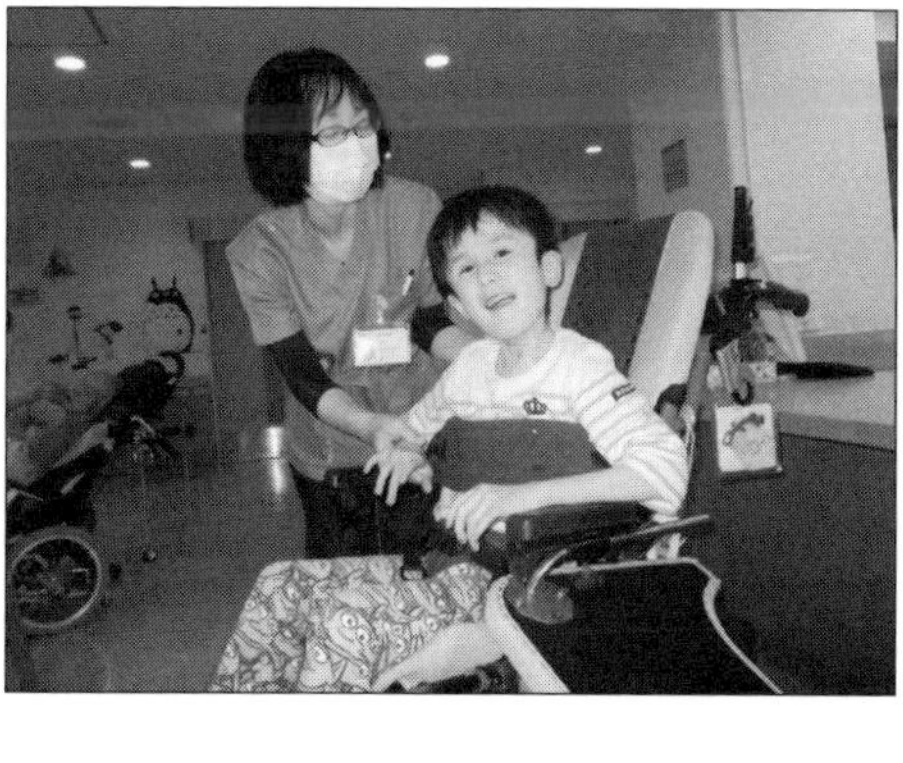

老人保健施設さんとめショートステイ

今では高齢者のなかに子どもを迎えて同じ空間で生活することは、「さんとめ」では当たりまえの光景だ。高齢者に混ざって歌の会に参加する子どももいれば、好きなテレビやDVDを見る子どももいる。ベッドでゆっくり休息している子どももいる。子ども好きの高齢者は、わざわざ寄ってきて声をかけたり、子どもの手足をさすってくれるような人もいる。

看護師の山崎によれば、「言葉の出ない子どもが多いので、嬉しいと感じたらキャーッと声を上げたり、興奮して手足をバタバタする子どももいるんですね。でもそれも承知のうえで、『大丈夫だよ、あいさつに来ただけだからね』と温かく対応してくださる方々が多いので助かります」

高齢者にとって子どもの存在がよい刺激となり、また未来世代への包容力を発揮する機会ともなっている。

子どもにも居場所を

山崎は、医療型ショートステイの開設当初から多くの子どもをケアしてきた。一人の記憶に残る男の子がいる。

進行性の筋ジストロフィーで小学五年生の浩二くん。「さんとめ」利用者のおじいちゃんおばあちゃんが大好きで、「病院にはなるべく入院したくない」という意思をもち、「さんとめ」を気に入って、「ゆっくりしたい」と一人でお泊まりに来ていた。弟も同じ病気だったため、母の負担を軽くしようという気持ちもあったようだ。「さんとめ」が一つの居場所となって、大好きな高齢者とコミュニケーションをとったり自分なりの時間を過ごしていたという。二年ほどで病状が進み、やがて来られなくなった。

「子どもであっても、病気を理解しながら自分のことを自分で決めて、ここに来ていた彼に学ぶことは多かったです。居場所づくりは障がいがあってもなくてもなかなか難しいけれど、障がいがあればなおさら、自分を受けとめてもらえる場所はほんとうに少ないです。家でも学校でも病院でもない、地域のなかで人とふれあえる居場所がもっともっとあっていいのではないでしょうか」と、山崎は真剣なまなざしで訴える。

どんな子どもにも、そしておとなにも、自分のままでいられる場所、受けとめてくれる人が必要だ。しかし病気や障がいのある人たちを受けとめてくれる所はまだまだ足りていない。残念ながら、所沢市で医療型ショートステイを受け入れる老人保健施設は、「さんとめ」ただ一つ。六年経っても増えていない現実がある。

二〇代で重い障がいを負う

田中さんは四〇代の女性で、母親と二人暮らし。毎月「さんとめ」のショートステイを利用して五年になる。管理栄養士として元気に働いていた二〇代のとき、前触れのない脳出血を繰り返し、重い心身障がいを負った。脳動脈に先天的な奇形があったことが、後でわかったという。

田中さんは言葉が話せない。コミュニケーションはアイコンタクトや態度を読みとることで行う。「さんとめ」に来ると、なじみの介護職や看護職が、お風呂や、胃ろうチューブからの食事、見守りケアなどを行う。身体接触が苦手なため、不用意にふれると、興奮してベッドのフレームに手足をぶつけて打撲したり、転落の危険がある。あらかじめ床にマットを敷いたり周りをガードする工夫をしている。何かを行う前には、例えば「お風呂に入りましょうか?」などと田中さんに必ず声かけをする。いやなことは「いや」、そうでないときは「うん」とうなずくなど、以前よりも豊かに反応を返してくれるようになった。介助のときに、いやという態度を示されたときには「今はそういうタイミングじゃないのね、時間をずらしてもう少し後にしましょうか」と返すと、はっきり「うん」と応える。

「長く継続して関わることによって、私たちも田中さんの言いたいことや調子が少しずつわかるようになってきたし、田中さんも私たちをわかってくれているようです」と、山崎。職員にとってそうしたコミュニケーションの進展、田中さんのゆっくりとした、しかし、まぎれもない変化が、やりがいにつながっているという。

発病以来、在宅での介護は母親が一身に背負ってきた。中途障がいの場合は、子ども時代の親同士のつながりなどもなく、地域で孤立しているケースも少なくない。前途洋々で働き出した二〇代の娘がいきなり重病におそわれ、母の心の傷みはどれほど深かっただろう。現在はようやく週二回のデイサービスと、訪問看護や介護などを組み合わせて利用しているが、介護職が来ても、体が大きくて手足の動きが激しい娘が「ヘルパーさんにケガでもさせないか」と、不安で買い物もままならないという。

重い障がいをもつ者の母親の多くが、自分自身の生活を後回しにして遠慮がちに、そしてめいっぱい我が身を削りながら介護の日々を送っている。できるだけ長く続けていきたい」と漏らしたョートステイの日だけは正直ほっとするの。できるだけ長く続けていきたい」と漏らした言葉をとらえ、面談で月一回のショートステイを二回にする提案をして、受け入れられた。すでに七〇代となっている田中さんの母に、レスパイト（在宅介護者の休息）を提供する意義は大きいという。

「ただ来ていた時間だけではなくて、その生活を少しでもよりよくできるか、幸せに生きられるかというところまで思いを巡らせて、お母さんの気持ちに耳を傾けたり、こちらから提案や情報提供をすることも看護職の大事な仕事だと思います」

まだ手の届いていない潜在的なニーズ、障がい者をもつ家族の心や体に抱え込まれている負担を現場から汲みとり、社会に向けて発信していくことも看護の重要な役割のひとつだろう。

障がいをもつ者も、家族も、働く者も支える場に

「さんとめ」では、利用を望む家族には必ず事前に施設の見学に来てもらい、看護職も可能な限り家庭訪問をして保護者とじっくり面談する。丸一日受け入れる場合もあり、食事の形態や入浴、睡眠リズムなど、本人の実情に合わせたケアを提供するためだ。車いす一つをとっても、一人ひとり機種や操作方法が異なるため危険のないように写真付きファイルを作成して、介護職全員が情報を共有している。そうした現場のきめこまかい対応、職員たちの実際のケアの様子を見てもらうことが、保護者の安心感につながるという。

子どもを預ける母親のなかには仕事をしている人もいる。一般的に放課後デイサービスでは夕方五時までのお迎えが多く、なかなかフルタイムでは働きにくいが、「さんとめ」では家族の事情に応じて、夜六時半や七時近くまで受け入れることもある。いま子どもを預けている利用者には、医療や介護に携わる方もいるという。

「『ここがあるから働き続けられる』という言葉を聞くと、家族にとっても私たちの役割があるんだと実感できます。医療従事者として私たち自身も働き続けられる社会にしたい、そんな願いもあります」

そう言う山崎自身も、実は障がい児を育てている一人。双子の育児をしながら仕事との両立に苦心してきた当事者だ。もともと障がい者の自立支援施設に就職し、その後看護師

となり、ＮＩＣＵ（新生児集中治療室）などでも働いてきた。「まさか自分の子どもに障がいがあるなんて思ってもみなかった」という現実のなかで、母であり看護師であるという重圧に押しつぶされそうになりながら、精神的にも体力的にもつらい時期を過ごしたという。家族の生活のために働かなくてはならないが、復帰して働き続けられる自信ももてなかった。そんな当時の山崎を迎え入れてくれた医療生協の先輩看護職の後押しもあり、「さんとめ」でパート職員から常勤職員となり、いま看護職として利用者に寄り添う立場の山崎がいる。障がい児者を支えることは、家族全体を支えることにほかならない。そして、社会の貴重な働き手を支えることにもつながっている。

訪問看護ステーションでの日中一時支援事業

色とりどりの「クレヨン」のように

次に紹介する訪問看護ステーション虹は、〇歳から一〇一歳まで約二五〇人の利用者を、一〇数人の看護職とリハビリ職が支えている。当初は成人を対象としていたが、二〇一六年から小児や障がい児者の訪問看護に取り組み、二〇二〇年二月には、障がい児者の日中の活動の場を確保し、家族の就労支援と一時的な休息を目的とした「日中一時支援事業」を川口市の委託で開始した。一時支援を行う事業所は近年増えているものの、「医療的ケア児者」を受け入れる所はとても少ない。看護職が常駐していなければ、経管栄養や点滴などの医療処置を行えないからだ。訪問看護ステーション虹はそのような施設が少ないと知り、それも自分たちの社会的責任だと考えて、一歩踏み出した。「虹」が開設したこの専用スペースは「クレヨン」と名付けられた。一人ひとり違う色の個性を大切にし、彩り豊かな場になるようにとの願いが込められている。

室内は明るく、ベッドから見える壁には、春は桜やチューリップ、秋は紅葉やイチョウなど、季節ごとに作業療法士が工夫をこらした飾りが貼ってある。

子どもの受け入れは朝九時から夕方五時までの間で、原則として一日一人ずつ。緊急枠の一人分を備えて最大二人まで受け入れられるが、現在（二〇二二年度）登録する子どもたちだけで一八歳未満七人、さらに成人に移行した人も二人いて地域のニーズは高い。「クレヨン」は医療的ケア児者、重症児、ダウン症や知的障がい児者など、障がいの別なく地域に開かれている。

日ごろから行っている訪問看護によって、安心してもらえるように子どもらに必要なケアや医療的な処置の内容の把握に努めている。子どもにとっても、いつも家にやってくる顔見知りの職員が迎えるため、不安なく楽しく過ごせているようだ。体調やその日の天候

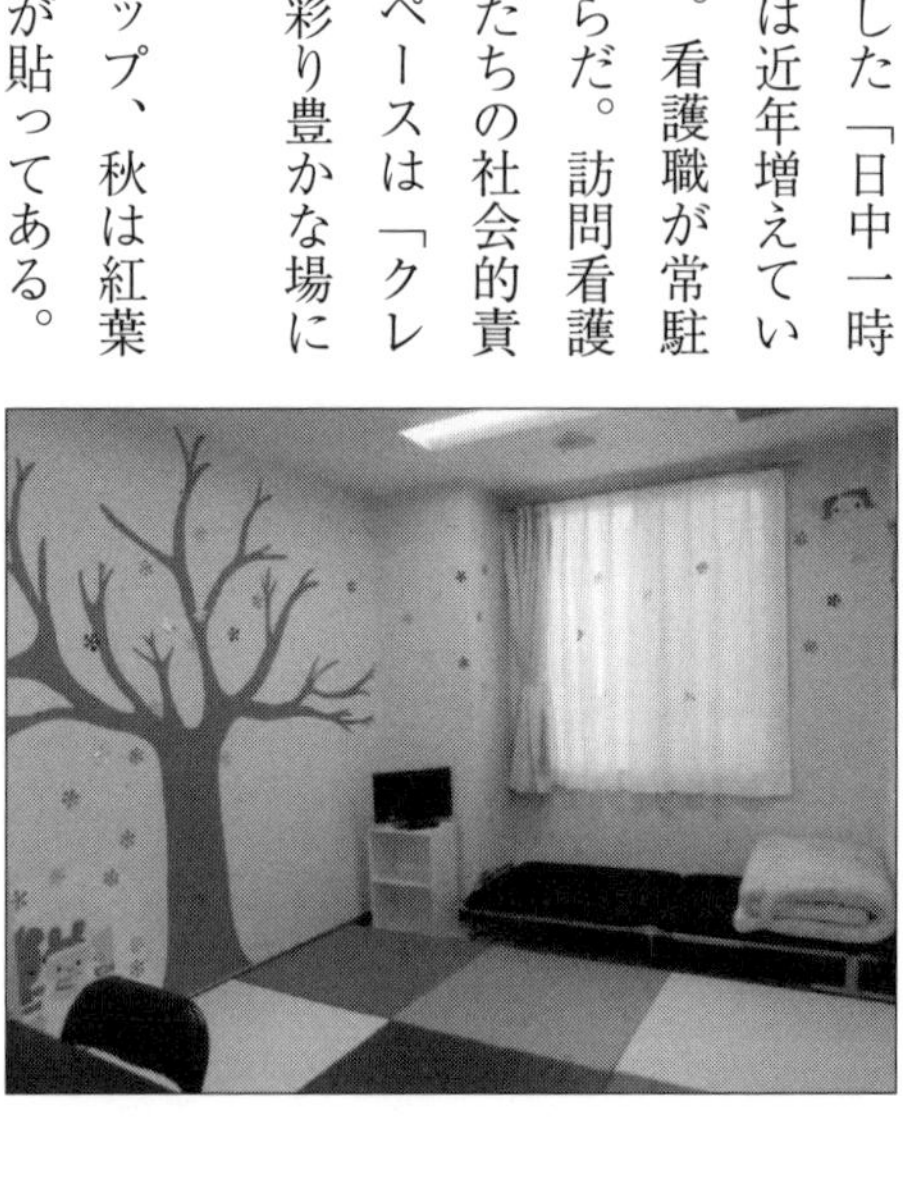

日中一時支援事業 専用スペース「クレヨン」

によっては、散歩に出たり、リハビリ職が体を動かしたり、レクリエーションなど遊びの企画を盛り込むこともある。重症の子も少なくないが、看護職が基本のバイタルサイン、表情の変化、全身状態まで、見守りながら過ごしている。

渉さん親子との出会い

渉さんはまれな遺伝子の病気で、重い心身障がいがある。週五回の訪問看護を利用している。リハビリのために作業療法士と言語聴覚士が週一回ずつ通い、時折「クレヨン」にもやってくる。中学一年生までは特別支援学校に通っており、医療的ケアは必要なかった。しかしその後、いのちをとり留めるための大手術をおこない、以来、胃ろうを造ったことで、栄養摂取や排泄など日常生活に医療的ケアが必要となった。そこから訪問看護が始まった。

毎日の胃ろうや中心静脈カテーテルからの栄養・水分の注入、数時間ごとに必要な排泄介助、入浴、リハビリ、定期的な受診など、渉さんの一日はケアの連続だ。さらに、登校が困難になった渉さんのために、学校から週二日先生がやってくる訪問授業が行われ、文化祭や体育祭などの学校行事には保護者の送迎・付き添いが必要とされた。母親は日々の体調管理はもちろん、子どもの成長に応じたできる限りのサポートをしてあげたいと、文字通り毎日二四時間付きっきりの介護。気を抜けないどころか、ろくに眠る時間もとれない生活となった。

渉さんは一人息子で、両親との三人家族。父親が家計を支える仕事に専念し、母親が渉さんのケアを担っている。夜中や休日は二人で協力できるが、父親も眠らなければ仕事はできない。しかし、必要なケアには日曜も正月もない。


看護師の矢城は、この親子の生活を間近でみていた。一回六〇~九〇分の訪問看護で少しでも母親の負担を減らしたいと思っても、二人掛かりで入浴を準備から処置までおこない、水分補給の点滴などをすれば、残る時間はそれほどない。

「『お母さん今日は顔色悪いよ、少し休んで』とか、『二人で行くからお風呂入れるのちょっと休んだら』って声をかけたりしていました。でもお母さんはやっぱり自分のことは二の次なんですね。そして実際に病院に行きたいと思っても、子どもを預けられる所がどこにもない。お母さんに受診してもらう間、『お留守番看護』という形でなんとか対応したこともありました」

こうした現場のやりくりにはもちろん限界がある。医療的ケア児者と家族のいのちと生活を守るためには、やはり家庭の他に地域に受け入れる先が必要ではないか。困っている人たちがほかにもたくさんいるだろう。そのような看護職などの報告を組織全体で問題化し、預かり事業を立ち上げたのだ。

互いのケアを学び合う

渉さんが一八歳のとき、「クレヨン」がオープンした。高校を卒業し、その後の受け入れ先を探したが見つからず、家で介護を続ける母親にとっては待望の一時支援だった。

「私がまとまった睡眠時間をとれるのは長くて三時間ほどで、眠れない日もあります。ここを利用して休養できれば、元気を取り戻せます。子どもの成長を一緒に喜んでくれる人がいることも、心の支えになっています」

今でこそ週三回ほど通所施設に行けるようになったが、一年以上も探し続けた末に決まったのだという。その疲労はいかばかりだったろう。

訪問看護を利用して八年、一時支援ができて二年、渉さんはいま二〇歳の青年になっている。矢城と母親は毎日のように関わるため、今では心を許し合って相談しあえる関係だ。看護職が気遣うだけでなく、母親が職員に対して、「今日は疲れているでしょ、どこか痛いんじゃない？」などと声をかけてくれることもあり、それが不思議なほどドンピシャなのだという。渉さんの訪問に新しい看護職やリハビリ職が行っても温かく迎えられ、「勉強になった」と帰ってくる。母親の経験知と愛情深いケア精神を、矢城は心から尊敬している。

「お母さんは病気の知識もあり、手技も会得していて、渉さんにまつわるすべてのことができるスペシャリストです。看護職もその対象に合ったやり方、ケアの特徴を教えてもらうことも多い。あくまで主役は本人と支える家族。医療者だという顔をして行かず、その場で一緒に関わらせてくださいという姿勢で臨んでいます」

その一方で、看護職は利用者一人ひとりの病状、障がい、処置の仕方などのカンファレンスを行い、使っている機器があれば業者を呼んで学習会をしたり、トラブル発生時の対応マニュアルを作成するなど、陰の努力を重ねている。医療的ケアが必要な場合は特に、急変時の対応も事前に手順化しておき、どの職員でも緊急の対応をとれるように備えているという。「プロとしてお受けする以上、やれることを確実にやっていく、学び続けていくことが大切」だと矢城は言う。訪問看護は、体温計や血圧計、パルスオキシメーターなどシンプルな道具しか持たないが、それらを駆使し、患者の経過を追いながら心身の異常やリスクを見極める力が必要だ。しっかりとした「医療が提供できる」仕事だと自負している。

ときには、母親のグチをきいたり、家族内のトラブル、介護疲れの嘆きを聞くこともある。この苦労や大変さはやっていない人にはわかってもらえないのだと、やるせない思いがあふれ出すこともある。そんなときにこそ、矢城はこの仕事の使命をひしひしと感じている。

地域のチーム医療の一員として

訪問看護ステーション虹には、外科や小児科、ＩＣＵなど急性期の看護を経験した者や、ターミナルケアに従事した者など、さまざまな看護経歴をもつ者がいる。共通するのは、そうした医療現場を経験した上で、「ぜひ次は訪問看護を」と希望して入職する看護職が多いということだ。病院では同時にたくさんの患者のケアをする必要があったが、訪問看護の場合は、その人のためだけに時間を使うことができる。一人ひとりのケアに丁寧に携わり、生活の場に入って患者と家族に合ったケアを作り上げていく仕事に魅力を感じるのだという。

看護師の山口も、自ら訪問看護を希望した一人だ。

「たとえば、病院のような設備は当然ないわけです。家にある物で工夫してやります。床ずれの防止や姿勢の保持なども、その人に合ったものを作って使うことが多い。家族と協力したり、ケアマネジャーと相談したり、ケアの方法を自分で考える面白さもあります」

実際に手をかけて工夫する楽しさ、それを喜んでもらえるやりがい。本人と家族が一番リラックスして一緒にいられるよう「家族まるごと」を支援できることも訪問看護の醍醐味だ。

赤ちゃんから高齢者まで、障がいであれ難病であれ、あらゆる診療科の患者を看る力が問われ、人間関係の構築も仕事になる。常にカンファレンスを繰り返し、経験交流や学習をしながらスキルアップをはかるのだという。現在は、医師や社会福祉士などともインターネットツールで、情報共有が可能だ。訪問看護ステーション同士も毎月、管理者会議で課題を共有し、横のつながりをつくっている。

「行くのは一人であっても、一人ではないんですね。行く前も後も多職種の職員とともに患者さんへの関わりを考えていきます。病院の医師や看護職、リハビリ職や介護職、ケアマネジャー、行政機関などいろいろな方とお互いに支えあう地域に拡がったチームの一員だと考えています」と、山口はどこまでも前向きだ。

一人の子どもや家族を、地域のチーム医療で支えていく。関わる職員一人ひとりもチームの仲間に支えられるとすれば、心強く働いていけるだろう。

誰一人取り残さないための制度拡充へ

さきほどの渉さんは、指定難病[1]のため医療費には公的な助成がある。しかし、毎日必要な衛生材料の多くはすべて自費で買わなければならない。たとえば消毒液、滅菌ガーゼや医療用テープ、ビニールの手袋やおむつなど、特別な出費が多い。矢城は、母親がインターネットで安い器材を探したり、医療的ケア児者の親同士で物資の譲り受けや交換をするなど、精一杯のやりくりに努めていることを知っている。将来のために少しでも子どもに貯蓄を残したいと、節約に励む親たちがほとんどだ。

社会的に片隅に追いやられそうな人たち、居場所を得られにくい人たちを引き受けていく医療生協さいたまの実践。制度から漏れる人がまだまだいるこの現実から出発して、「誰一人取り残さない」をめざす医療・看護・介護の枠をも越えた、地域全体に拡がる、包摂性ある社会の実現につながってほしいものだ。

（1）「指定難病」は難病法により医療費助成の対象となり、重症度分類等に照らして一定程度以上の病状の場合に医療費が助成されるが、現在までに三三八疾病の指定（令和三年度）に限られ、まだ難病とされていない重病も多い。

コラム

病児保育室「こぐまちゃんち」

働く親にとって、子どもの急な発熱やかぜは悩みのタネの一つ。保育園から呼び出しの電話がかかり、仕事の途中でお迎えに行かなければならなかったり、朝起きて熱があると登園させることができなかったり……。仕事の予定が変わって相手先や同僚にも申し訳ない。かといって、具合の悪い子どもを放っておくわけにもいかない。葛藤する気持ちを抱えながら、両親のどちらか、多くは母親が、子どもに付き添わざるを得ない。

そんな親子を支えるとり組みとして、熊谷生協病院に開設されているのが、病児保育室「こぐまちゃんち」だ。

現在では乳児から高齢者まで総合診療に取り組む熊谷生協病院は、そもそものスタートが小児診療所。小児科専門の病院だった時代もある。地域の親子を見つめ続けた病院は、熊谷市で初めての「病児保育室」のオープンに踏み切った。病気の子どもを安心して預けられるとすれば、小児科をもつ病院にまさる場所はない。

二〇一二年の開設当初は、院内職員に向けた福利厚生の側面が大きく、赤字覚悟のチャ

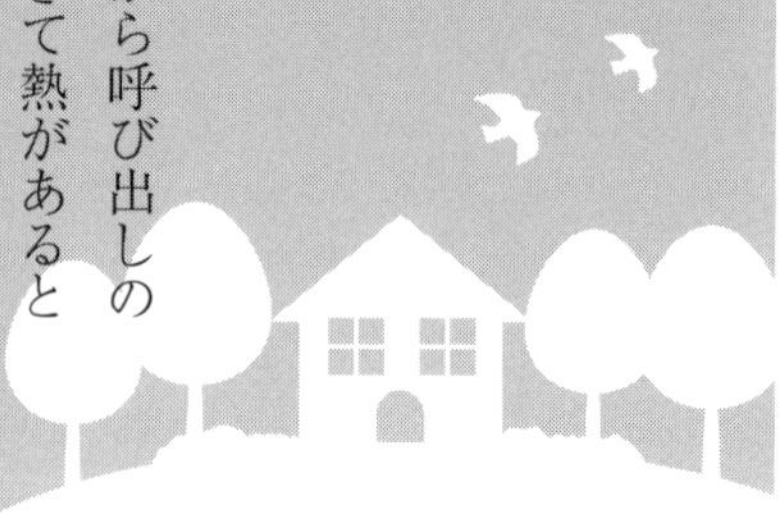

レンジだった。病院の看護職や介護職は圧倒的に女性、薬剤師や管理栄養士も女性が多く、女性医師もいる。子どもの病気で欠勤する職員の損失を減らす意味でも、女性が働きやすい職場を率先してつくる意味でも、病児保育室をやる意義はあった。

やがて外来を訪れる患者や医師会などさまざまな場で知られるようになり、「病児保育があるならここに就職したい」という看護職や、一般の子育て中の保護者からも「病児保育を利用したい」という声が高まり、行政を動かした。

二〇一八年四月からは、熊谷市の委託事業に位置付けられ、市が行う子育て支援の一つとして、市民も利用できるようになった。「こぐまちゃんち」専任の保育士・看護職など職員を増やし、いま保育室は四室、最大九人まで、生後六か月から一〇歳未満の病児を預かることができる。症状に応じた診察や薬の管理はもちろん、病気の違う子どもは部屋を分けるなど、きめ細かい配慮がある。

また、二〇一九年一〇月からは埼玉県で初めて認可された「送迎病児保育事業」も実現した。これは、子どもの急な発熱のとき、保護者に代わって「こぐまちゃんち」の職員が保育園にお迎えに行き、病児保育室まで連れてくることができるしくみで、その際のタクシー代など移動にかかる交通費も公費負担されるという。

親は予定どおりの仕事を終え、「こぐまちゃんち」にお迎えに行けばよい。仕事を中断し、発熱した子を一人で心細く看るよりは、看護職や医師の目がとどき、必要があれば検査や治療もしてくれる病児保育室で子どもを預かってもらえる。その安心感は大きい。

「日帰り入院しているのと同じです。預かっているうちに具合が悪くなれば、点滴や吸入、血液検査、レントゲンなどもとれますし、薬も含めた適切な小児科治療がその場でできますから」と病院長。

今では登録者も増え、リピーターの親子もいる。開設から現在まで「こぐまちゃんち」を支えてきた総看護長の今井は、子育ての相談にのりながら、親子の姿を見守ってきたという。

「何かあったときに親子をどう助けられるかをすごく考えている保育室です。たとえば母子家庭のお宅は、お母さんが働きに行けないとただちに収入にひびいて家計が困難になる方もいます。親子の生活を支えていくのが大事なので、申込書を書いていただくときに一時間ぐらいお話しして子育ての状況を聞いています。アレルギーの有無や体質など医学的な視点はもちろんですが、育児の苦労や親御さんのメンタル面など、生活全般をみながら、子育てのアドバイスをしたり、お話しを聞いたりしています。よく熱を出すお子さんだと不安でいっぱいのお母さんもいらっしゃいますが、たいていの子どもは一歳から二歳になるころには丈夫になって、あまり利用しなくなる。親のほうも子どもの病気に慣れて自分で対応できるようになっていきます。そういう親子共々の成長プロセスをそっと支えていくのも、病児保育室なのかなと思っています」

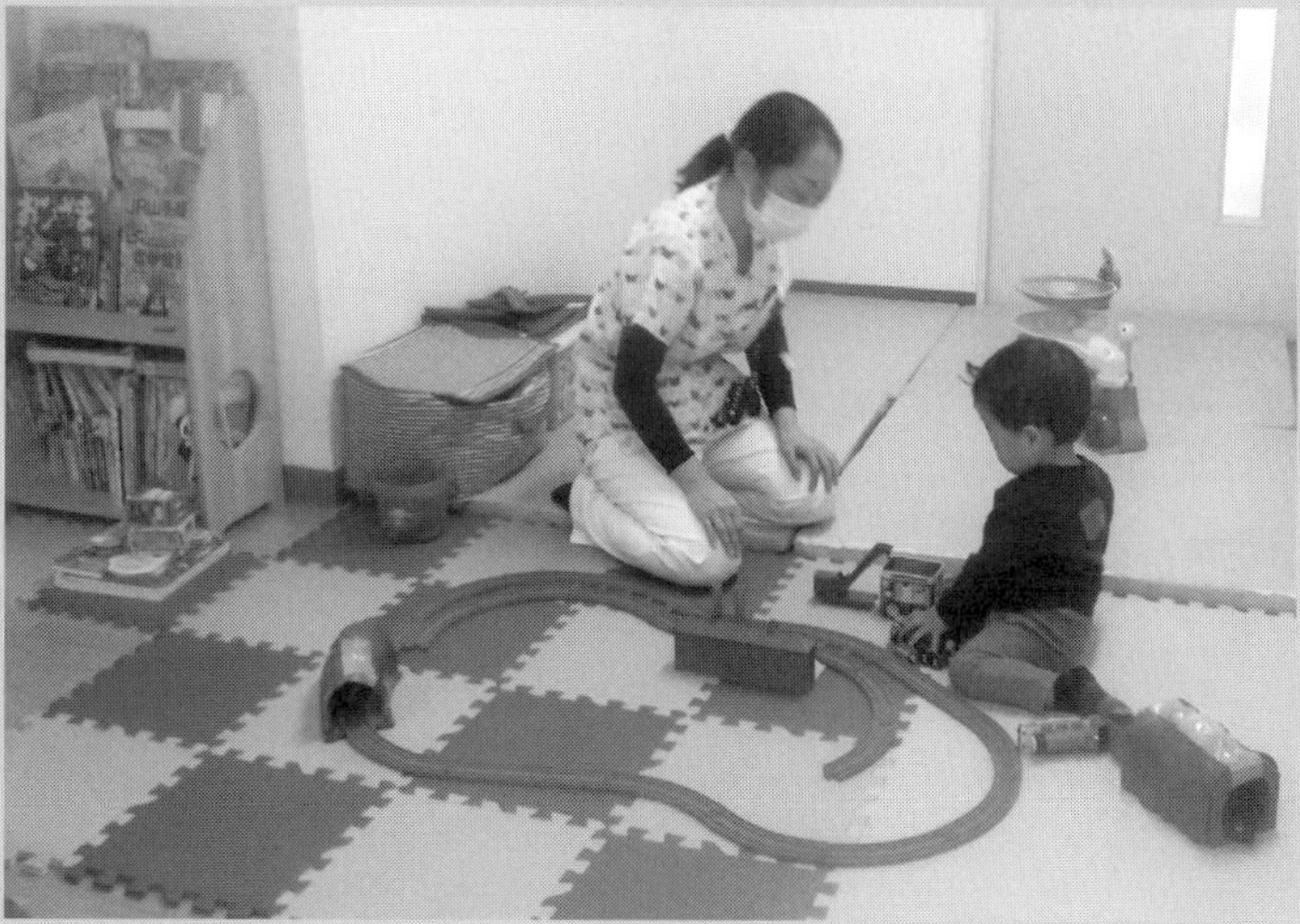

熊谷市委託事業 病児保育室「こぐまちゃんち」

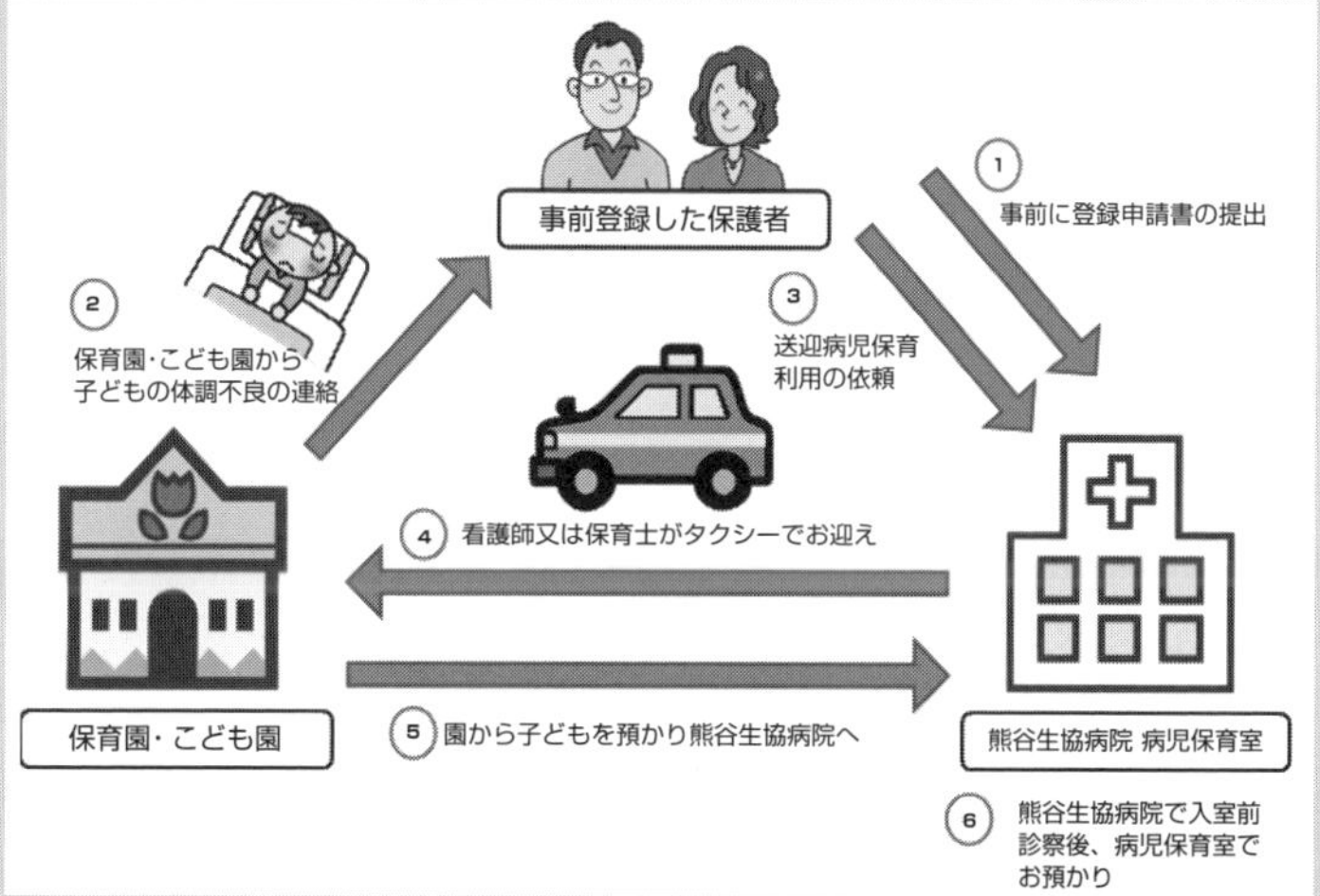

出典：熊谷市ホームページ　送迎病児保育事業について
URL　https://www.city.kumagaya.lg.jp/kosodate/kodomoshisetsu/hoikunyusyo/sougei.html
2023 年 3 月現在

第4章

地域の“健康力”を創る！ 担う！

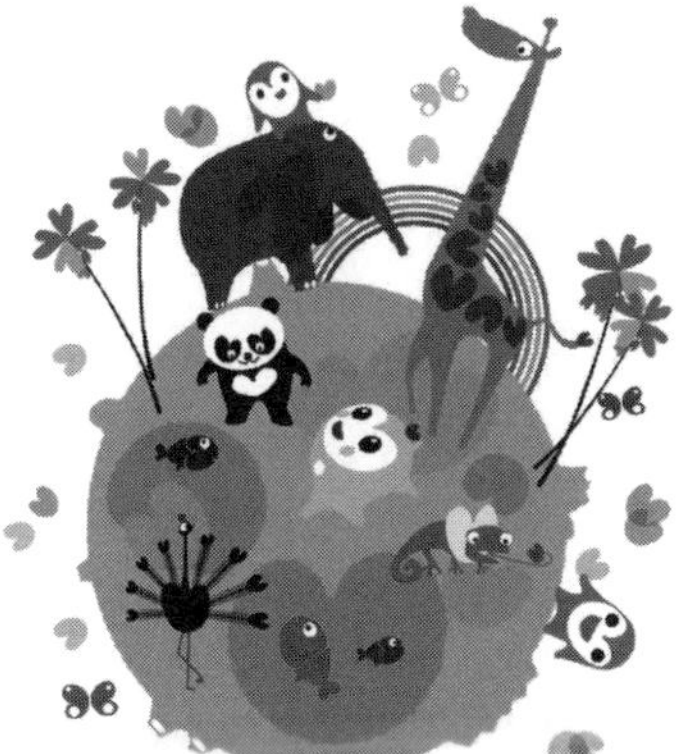

医療生協さいたまの医療・介護事業所の職員たちは、

地域活動に積極的に取り組んでいる。

近隣の駅前で開催する「健康相談会」のほか、

一人暮らしの高齢者への訪問や見守り、

子ども（多世代）食堂や、フードパントリー（食料の無償提供）、「買い物支援バス」まで多岐にわたる。

こうした活動の中には、

一見、医療や看護、介護とは直接関係がないと思えるものもある。

医療・介護事業の収入源である「診療報酬」や「介護報酬」の対象外の活動がほとんどだ。

それでも、地域活動に取り組むのは、

「地域まるごと健康づくりをすすめること」が私たちの使命そのものだからだ（資料編一七〇頁を参照）。

注目すべきは、

こうした地域活動が医療生協さいたまの約二四万人の組合員とともに展開され

医療生協さいたまの各事業所と、見事なネットワークを作り上げていることだ。

深谷版安心システム

深谷東支部の見守り活動

県北の深谷市に、初めて医療生協の事業所ができたのは二〇一六年五月一日。それが深谷生協訪問看護ステーションだ。それまでは、隣接する熊谷市の熊谷生協訪問看護ステーションが深谷市もカバーしていたが、利用者の増加により、深谷地域独自のニーズに応える事業が必要となってきた。スタート時は、看護職四名、利用者三五名だったが、二〇二一年一一月現在は、看護職八名、理学療法士二名、利用者は〇歳から一一〇歳まで一〇五名に増加している。

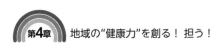

深谷生協訪問看護ステーションができる以前から、この地に住む医療生協の組合員は、健康に関する学習会や地域のための活動を、医療生協の組合員の支部活動として取り組んできた。「見守り」活動もその一つだった。

「見守り」活動とは、地域で支援を必要とする人の異変をいち早く察知し、医療生協さいたまの事業所や行政へ情報を提供・共有することで、高齢世帯や困難な事情が発生した人々の社会的孤立や疾病の悪化などを防ぐ活動を指す。医療生協さいたまは、県内三五の自治体と「見守り協定」を締結。二〇一七年には深谷市とも「深谷市見守りネットワークに関する協定」（見守り協定）を締結している。医療生協だけでなく、郵便局や新聞販売所、宅配事業所などの配達事業者、ガス会社や生命保険会社など個別の訪問活動を行う事業者なども参加している。

深谷東支部では支部の組合員が集まる会議のたびに、地域で気がかりな高齢者、支援が必要と思われる世帯、支部会議に出席できない組合員を訪問する活動を行ってきた。深谷生協訪問看護ステーションの設立以降は、医療や介護の支援が必要かもしれないと判断した場合は、同ステーションにも連絡。すぐに医療・介護の専門家の支援につなげることが可能となっていた。ここが、医療生協の組合員が行う「見守り活動」の大きな特徴である。

こんな出来事があった。

九〇代で一人暮らしの渡辺さんは、万が一のときにすぐに深谷生協訪問看護ステーションの支援を受けられるように、深谷東支部の援助で介護保険の申請を行い、介護認定を得ることができた。その矢先、認定からわずか三か月後に、大腿骨を骨折してしまう。だが、周りには、すでに医療生協さいたまの事業所と組合員が連携する〝ネットワーク〟ができていて、すぐに深谷生協訪問看護ステーションが介入を開始。入院と治療がスムーズに行われた。

注目すべきは、退院後の支援だ。看護やリハビリテーションが、深谷生協訪問看護ステーションによって実施されるのと同時に、深谷東支部の組合員四人が交替で渡辺さんへの訪問活動を開始し、家事の援助と見守りを継続的に行うことにした。組合員の中には元看護師の組合員もいて、渡辺さんを訪問したときは世間話に花を咲かせるとともに、血圧測定、薬や食事、水分摂取の様子などを確認して、療養を支えた。

渡辺さんはこう話す。

「骨折のため三か月も入院しましたが、早く家に帰って元の生活に戻りたいと思っていました。今は炊事や洗濯をすることがリハビリになっていますし、支部の皆さんが交替でお手伝いしてくれたり、おしゃべりをして励ましてくださるので、とても楽しいし安心して暮らしています。皆さんが来てくださる日が毎回待ち遠しい。こうして家に戻れたのは、皆さんのおかげです」

大腿骨骨折は高齢女性に多く、寝たきりになるきっかけの上位を占める。骨が治ったとしても、入院や治療中に筋力が落ち、活動性が低下することで、それまで送れていた自立的な生活ができなくなることも多い。一人暮らしの高齢者の場合、骨折治療の入院からそのまま介護施設入所になることも稀ではない。九〇代という年齢を考えると、渡辺さんにもその可能性は十二分にあっただろう。

だが、渡辺さんは自宅に戻って一人暮らしを続けている。地域でのつながりが継続していること、万が一のときに頼れる事業所があることが、社会復帰を下支えしている。

渡辺さんと深谷東支部のように、身近なところに医療生協さいたまのネットワークがあり、もしものときは医療・介護のプロの手をすぐに借りることができれば、住み慣れた地域で、安心して住み続けることができる。こうした支え合いを地域のすみずみに広げること。それが、地域活動の大事な目的となっている。

「偲ぶ会」に託した想い

深谷東支部のようなネットワークは、他の地域でも見ることができる。深谷生協訪問看護ステーションは組合員と協力して、こうしたネットワークを「深谷版安心システム」として、より広範に強固に構築することを目指し活動している。

「深谷版安心システム」とは、「高齢になっても障がいがあっても住み慣れた場で安心して暮らせる地域づくりを行い、孤独にさせない仲間づくり、健康づくり、介護予防から看とりまでをサポート」し、「安心で質の高い医療・介護サービスを地域の組合員とともに提供」する仕組みだ。

このきっかけとなったのは、「偲ぶ会」の開催だった。「偲ぶ会」とは、大切な家族を見送った人への(1)グリーフケアを目的として、二〇二〇年一一月一五日に、深谷生協訪問看護ステーションの職員が企画・開催した集いのこと。背景には、看とり後の家族を思う職員の心情がある。

企画した看護師の山口は次のように語る。

「以前から、看とった後の家族のグリーフケアをやりたかったのです。事業所の規模が大きくなってくると同時に、在宅看とりに携わることが増えていったのですが、通常、看護を受けていた方がお亡くなりになると、そのご家族とは縁が切れてしまいます。お悔やみ訪問をすることもありますが、全員というわけではありません。そのときに訪問できるメンバーが顔を出す程度でした。でも、大切な人を亡くされた家族のその後は、私たちもとても気がかりでした。なかには、看とり後に私たちの事業所に電話をしてきて〝涙が止まらない〟と訴えるご家族もいらっしゃいます。訪問看護ステーションとして、何かできることはないのかと考えたとき、看とられたご家族に集まっていただき、故人に携わった医師や看護職、理学療法士などと悲しみを分かち合い、看とり後の悩みや気持ちを共有することで、これからの生活をサポートできたらいいなあと考えたのです」

実際に、こんな例があった。

「ご夫婦二人暮らしだったご高齢の妻が、一生懸命に介護した夫を見送った後、ぽかんと心に穴が開いて引きこもりがちになり、うつ病が心配される状態になったというのです。そこで、この方の主治医に連絡をとって、医療機関への受診をすすめたのですが、ご本人は自分がうつ病だとは認めたくなくて、病院には行かないとおっしゃいます。気がかりではあったのですが、私たちは医師の指示書がないと訪問看護として訪問することはできません。業務外にボランティアとして顔を出してみることも考えましたが、特定の個人だけ例外的に訪問するのは、組織としていい形とは言えません。何か方法はないかなと悩んでいるときに気がついたのが組合員活動です。組合員さんは見守り活動をするとともに、ウォーキングの会などいろいろな健康のための活動を展開していたので、組合員の活動に参加してはどうかとすすめてみたのです」

結果は予想以上だった。医療生協の組合活動が楽しくなり、グラウンドゴルフをはじめ、さまざまな活動に積極的に参加して、心身ともに健康を取り戻している。

「看とりが終わりではないのです」と職員は言う。「看とるまでの期間、私たちとご家族はとても密な時間を過ごします。その絆を看とりとともに切ってしまうのは、あまりに寂しい。看とりの後も、ご家族との新たな絆の結び直しだと捉えることが、私たちにとってもご家族にとっても大切だと思うのです」

「偲ぶ会」も、ご家族との絆の結び直しの一つとして取り組まれたのである。

第一回の「偲ぶ会」は、市内の寺院で開催された。新型コロナウイルス感染症の影響で公共施設は利用制限があったため、広さが十分にあり、天井が高く、常に換気が徹底でき、景観が良いことから選ばれた空間だった。

当日は、午後一時半から四時ごろまでの日程で、入り口に体温測定、健康相談、医療生協の説明・組合員加入の手続きなどができる場所を設置。テーブルを五人の主治医ごとに分けて、それぞれ数組の家族が主治医を囲む形で行われた。「偲ぶ会」に携わった職員はこう話す。

「多くのご家族が参加してくださいました。私たちはそれぞれのご家族を知っていますが、ご家族同士はほぼ初対面です。主治医が同じだったことを、この場で初めて知ったご家族も多く、皆さん、すぐに打ち解けられて、故人のことや看とりの様子を話されていました。医師は『亡くなられた方をきちんと思い出してあげて、これでよかったんだねと認めることも、遺された家族には必要なことです』と話してくださり、和やかで、とてもいい空気が生まれていました。この会のようなきっかけがあれば、絆を結び、つながることができるのだとあらためて実感しました」

深谷生協訪問看護ステーションの職員にとっても初めての経験。準備もすべて手作りで行い、医療・看護の枠を超えた活動となった。ただでさえ忙しい訪問看護ステーションの業務と並行して準備したので、数週間は激務の連続だったと言う。だが、「看とり後に関係が切れてしまい、気がかりになっていたご家族とも再会することができました。こういう

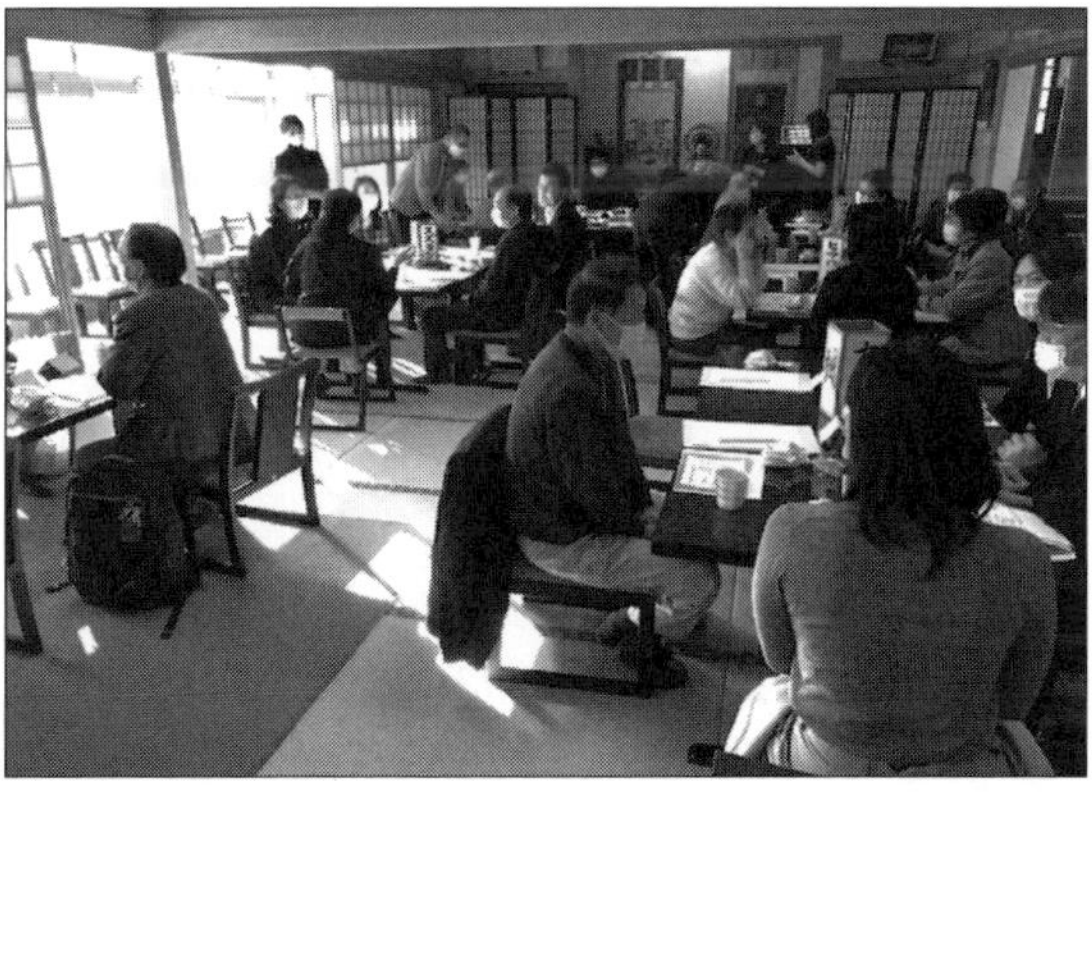

第一回「偲ぶ会」

場を通じて、つながりが復活し、ご家族が元気になることが実感でき、大変だったけれど、開催して心から良かったと思っています」と、職員の一人は語っている。

「偲ぶ会」に参加した家族からは、今後も組合員の支部活動に参加したり、組合員同士が暮らしの「困った」を支え合う「くらしサポーター」に登録する人も生まれている。「見守られる側」から「見守る側」へ。この循環をより意識的に追求することが、安心できる地域のネットワークづくりにつながることを、「偲ぶ会」の実践は明らかにしてくれたと言えるだろう。

こうして、深谷生協訪問看護ステーションは、地域活動の担い手を少しずつ増やし、組合の支部と連携しながら「深谷版安心システム」を深谷市のすみずみに張り巡らそうとしている。

そのために、「偲ぶ会」のほかにもさまざまな活動を行っている。「深谷生協　地域生き交流会」もその一つ。テーマに「コロナ禍を乗り切ろう！～フレイルにならない健康づくり」を掲げ、看護職による健康相談、歯科衛生士によるお口の相談をはじめ、ミニコンサートなど盛りだくさんの内容を展開して、地域の人々の結び合いと健康づくりをサポートしている。

地域包括ケアの一環として

高齢夫婦で二人暮らしの沼田さんは歩行や会話が困難になっていたが、主治医がすすめるポータブルトイレやおむつの使用を嫌がり、妻も本人の意思を尊重して、それらに頼らずに献身的に介護していた。ところが、妻がパート勤務で外出中に、トイレに行こうとした沼田さんが転倒。いよいよ、看護・介護サービスを増やさなければいけない場面だったが、収入を考えると、これ以上の金銭的負担は難しかったという。

職員の一人が振り返る。

「奥様が週に三日パートで働いていらっしゃるので、その三日間だけ、デイサービスや訪問看護を入れたかったのですが、デイサービスも訪問看護も一日が限度。もう、ボランティアしかないと思い、医療生協の支部に安否確認に寄ってもらうことにしたのです。支部長の三田さんは、週二回、早朝に沼田さんを訪問し、外れていた酸素のチューブを直したり、のどが乾いたら水をとってあげたり、話し相手になったりしてくれました」

もともと支部では見守り活動をしていたので、医療との連携も経験ずみ。三田さんは、何かあれば、深谷生協訪問看護ステーションに報告を入れた。本人は体がうまく動かせないので、ベッドから落ちそうになっているときもあり、訪問によって事なきを得たことも、一度や二度ではなかった。

「三田さんが訪問することで、孤独も癒やされたのです。野球の話などで仲良くなって、沼田さんは三田さんが来ることをすごく楽しみにするようになり、訪問看護ステーションの私たちが行くことも楽しみにしてくれました。最後には動けなくなって、訪問入浴のぐあとに安らかに亡くなられました。奥様は、『皆さんが来てくださったので、とても助かりました。最期まで本人の希望を叶えてあげることができました』とおっしゃっていました」

医療と介護が、地域の草の根の資源と結びついて、豊かな地域生活を応援し実現させた好例と言えるだろう。こうした例は、医療生協さいたまの事業所がある地域では少しずつひろがってきている。


現在、国は「二〇二五年を目途に、高齢者の尊厳の保持と自立生活の支援の目的のもとで、可能な限り住み慣れた地域で、自分らしい暮らしを人生の最期まで続けることができるよう、地域の包括的な支援・サービス提供体制（地域包括ケアシステム）の構築を推進」（厚生労働省）するとし、「保険者である市町村や都道府県が、地域の自主性や主体性に基づき、地域の特性に応じて作り上げていくことが必要」（同）としている。

これを受けて、全国の自治体はさまざまな模索を行っているが、深谷生協訪問看護ステーションと組合員の見事な連携は、地域包括ケアシステムのヒントの一つとなるのではないだろうか。

（1）グリーフケア：喪失体験に寄り添い、ありのままを受け入れて、立ち直り・自立を支援すること。

地域の困りごとは地域とともに

お元気ですか訪問

組合員と職員は連携し「地域の困った」を察知して、改善に取り組む活動も重視してすすめている。

二〇一八年、協同病院は公営団地への訪問活動を、他団体と協力して行った。かつては若い世帯が数多く入居し、町会や子ども会活動が活発で、活気に溢れた団地だったのだが、高齢化の進行によって状況は一変した。成人した子どもたちは団地外に転出し、残る親世代は歳とともに活動性を失っていく。子ども会は消滅。町会や老人会の担い手も高齢化して、活動も滞りがちだ。それにしたがって、住民同士のつながりも年を追うごとに細く、希薄になっていった。そして、平屋で長屋だった団地が高層化し、重い鉄の扉が追いうちをかけていった。

そうしたなか、協同病院は、住民の暮らしや健康問題を把握するために、団地への訪問活動を町会や老人会、民生委員へ提案する。当時を振り返って、職員の一人はこう話す。

「団地の中には認知症と思われる人の徘徊もあると聞いていました。こうした状況下での団地への全戸訪問は、これまで閉ざされていた様々な問題が噴出し、大変なことになるのではないかと言う人もいました。しかし、健康を損なっている高齢者が多く、孤独死を心配する声もあり、そんなことになる前に、医療・介護の専門家と連携したいとの切実な訴えが聞こえてきたのです。でも、団地のどこに、どんな人が、どういう状態で暮らしておられるのか、どんなニーズがあるのか、誰も十分な情報を持っていませんでした」

もはや、「気がかり」を見過ごすことはできなかった。協同病院と町会・老人会は、「お元気ですか訪問&なんでも相談会」（以下「訪問&相談会」）を実施することを決定。当日は、協同病院の医師や多職種、医療生協の組合員、近隣の開業医の相談員など一三九名が参加する大行動に発展した。のべ三日間で三六八戸を訪問し、二二九戸と対話。二〇件近くの相談に応じた。

深刻化する「社会的孤立」と「孤独」

事前に回覧板やポスター掲示などで宣伝していたこともあり、「今日は病院さんの訪問の日だったね。チラシ入ってた病院さんだろ？ 偉いね、あんたたち」という声や、「なんで私のこと知っているの？ 気持ち悪い。困ったことなんて見ず知らずの人に言ったら息子に怒られちゃうから、もう帰って」という反応もあった。

わかったことは、「社会的孤立」と「孤独」の進行だった。団地の人々の多くは、若い頃は商業施設や医療機関に徒歩や自転車で出かけられたのだが、加齢に伴って移動手段を市営バスに頼らざるをえなくなっていた。ところが、頼みの綱の市営バスは「双方向運行」から「一方向運行」となり、そのため、行きは一〇分の乗車で行かれる場所でも、帰りは一時間もバスに揺られなければならない。逆もまた然り。外出頻度が減るのは当然だった。

さらに、団地内や近隣にあった小売店が徐々に閉店。最も近いスーパーマーケットでも、一キロ半は離れている。歩行に困難を抱えた人が徒歩で往復するのは無理な距離で、月に数回の農家の訪問販売だけが買い物の唯一の機会になってしまった人は少なくなかった。団地から協同病院までも数キロはある。気軽に来院できる距離ではない。

「孤独」も深刻だった。住民へ実施したアンケートでは、「相談相手」に「団地の人」を挙げた住民は一割しかおらず、近隣との結びつきや支え合いの弱さが露呈した。玄関までゴミが溢れている家、部屋からテレビの音が聞こえるのに、ベルを鳴らしても応答のない家もある。ある住民は「昔は長屋みたいな造りで、お互いに鍵もかけずに行き来していたのですが、今は同じ階に誰がどんなふうに住んでいるのか、まるでわかりません」と嘆く。

七〇代の女性からは、「無年金で収入が無く、義理の姉さんの年金とその息子からの仕送りで食べさせてもらっています。生活保護を受給したいがどうしたらよいか」という相談があった。また、七〇代男性は「相談会のチラシを冷蔵庫に貼っていて、相談に行きたいが、認知症の妻から目を離せない」との悲痛な電話をかけてきた。相談会会場の集会所は、ほんの一〇〇メートル程しか離れていないことからも、介護の大変な状況が想像できる。医師、精神保健福祉士、ケアマネジャーが訪問。その場で精神科の予約を取り治療につなげた。

アウトリーチから次へ！

訪問&相談会によって、医療の継続支援が必要と判明した人には、近隣の開業医に支援を求め、医療機関へと橋渡しを行った。生活保護や介護保険の申請など社会資源の活用が不可欠な場合は、必要な機関と情報を共有。医療生協の組合員としても、町会・老人会としても、見守り活動を継続していくこととした。

このアウトリーチ[1]は次の活動につながっていく。協同病院は、病院と団地との連絡バスの運行を開始。同時に、組合員は市営バスの双方向運行を求める署名活動を行っている地域の他の団体と協力して、要望書を行政に提出した。それを受けて、市は双方向運転の復活に舵を切った。

さらに、団地集会所で「フレイル予防教室」を開催することが決定し、住民と病院の交流も始まっている。

医療生協さいたまの看護分野統括部長の牛渡は、次のように語る。

「『訪問&相談会』は、中核都市にある病院のわずか数キロ先の団地が、あっという間に『陸の孤島』になってしまうことを証明しました。そこでは、社会的孤立や孤独が外からは見えない形で進行しています。バスの運行や商店の閉店などのちょっとした変化でも、住民の健康に及ぼす悪影響は計り知れません。私たち医療従事者は、〝地域の困りごと〟から、その地域の健康課題を捉える感覚を磨き、行動しなければならないのではと思うのです」

一見、医療や介護とは無関係と思える活動にも積極的に取り組み、力を尽くすのは、こうした揺るぎない医療福祉生協の理念があるからなのだろう。病院はもちろん診療所、ケアステーション、訪問看護ステーション、老人保健施設など、県内三五の事業所はそれぞれに地域活動を展開し、地域の課題に応えられるよう、安心・安全のまちづくりに奮闘している。

(1) アウトリーチ：手を差し伸べること。通常の枠を超えて支援を行うこと。

医療生協さいたまのヘルスプロモーション

国際HPHネットワークに加盟

埼玉県民主医療機関連合会（以下、埼玉民医連）は、一九五七年に全事業所を医療生協化する方針を決定し、埼玉県内に医療生協が誕生。一九九二年に六つの医療生協が合併し、医療生協さいたまが発足した。一貫して、住民を主人公として、地域の健康を育て、安心してくらし住み続けられる地域づくりを実践してきた。まさに、「ヘルスプロモーション」を目指してきたと言える。

ヘルスプロモーションとは、「人々が自らの健康と、健康の決定要因をコントロールし、改善できるようにするプロセス」（二〇〇五年、WHOバンコク憲章）を指す。「自らの健康」だけでなく「健康の決定要因」となる社会のあり方に、人々がコミットすることの重要性が指摘されている。

ヘルスプロモーションを実践し推進する地域の拠点として、WHO（世界保健機関）が創設したのが「国際HPHネットワーク」[1]である。これは、一九九一年、WHOの宣言に基づいて欧州で始められている。HPH（Health Promoting Hospitals & Health services）

に加盟することで、医療機関は医療・看護を提供するだけでなく、患者・職員・地域住民に対してヘルスプロモーションを実践すると宣言することになる。現在、ＨＰＨとして、世界三〇以上の国と地域の、六〇〇以上の施設が加盟（二〇二二年一二月）。日本では二〇一五年一〇月に「日本ＨＰＨネットワーク」が三五事業所で発足し、一二〇事業所（二〇二二年五月時点）が加盟している。

医療生協さいたまでは、秩父生協病院が二〇一三年五月に「国際ＨＰＨネットワーク」に加盟。現在、「国際ＨＰＨネットワーク」と「日本ＨＰＨネットワーク」に医療生協さいたまのすべての事業所が参画している。

医療生協さいたまで、ヘルスプロモーションを推進している保健師の一人は、次のように語る。

「私たちは、地域の人たちとともに健康づくり・まちづくりを進めていくことに、半世紀以上前から取り組んできました。それは、ＨＰＨの理念・実践と相通ずるものがあります。私たち職員の役割は、地域の人々をエンパワメントすること。人々が自分の健康を守るための知識と技術をもち、健康的な環境や公共政策を求めて行動する力を育む支援をすることではないかと思っています。医療生協には多くの組合員がおり、彼らとともに協同しながら、ヘルスプロモーションを展開できることが、大きな特徴であり、強みなのです」

実際に、医療生協さいたまで取り組まれているヘルスプロモーションは、多彩だ。

たとえば、地域で保健予防を推進する組合員を育成する保健大学を一九七九年から開催。

近年では「地域子育て応援教室」「子ども保健教室」「健康づくりデビュー教室」「だれもが健やか〝百寿〟教室」など、世代別のニーズに合わせ、誰もが参加しやすい工夫を凝らしたカリキュラムとして提供している。

多世代を対象としたものでは、駅前やドラッグストア内で、医師や看護職が通行人や近隣に住む人々の健康チェックや健康相談会を実施するほか、事業所にフードパントリー、フードドライブなど食事の提供を行う地域拠点を設置。また地域の困りごとを地域で解決する仕組みの一つ「くらしサポーター制度」も確実に浸透してきている。これらは組合員とともに取り組まれ、一つの活動が次へとつながり、地域支援のネットワークが絶えることなく紡がれている。

同時に、ＨＰＨに基づく地域住民への指導・支援が、健康の維持・増進にどのくらい効果があるのかについても検証を行っている。例えば、「運動教室」に参加した七〇代以上の女性の筋力は、同年代の日本人女性の平均を上回っていること。「脳いきいき教室」でも、認知予防の二つの指標がともに改善することを明らかにして、第二二回国際ＨＰＨカンファレンスで組合員が報告している。

協同病院の副院長の福庭医師は、「組合員さんに取り組みを広げてもらい、医療者はちゃんとデータを出す。これまでの協同病院のように、組合員と病院が一体となって取り組めば、地域や社会が変わっていく」と述べている。

二〇一六年三月に、ＷＨＯのＨＰＨ事務局から二名の審査員が訪れ、協同病院のＨＰＨ

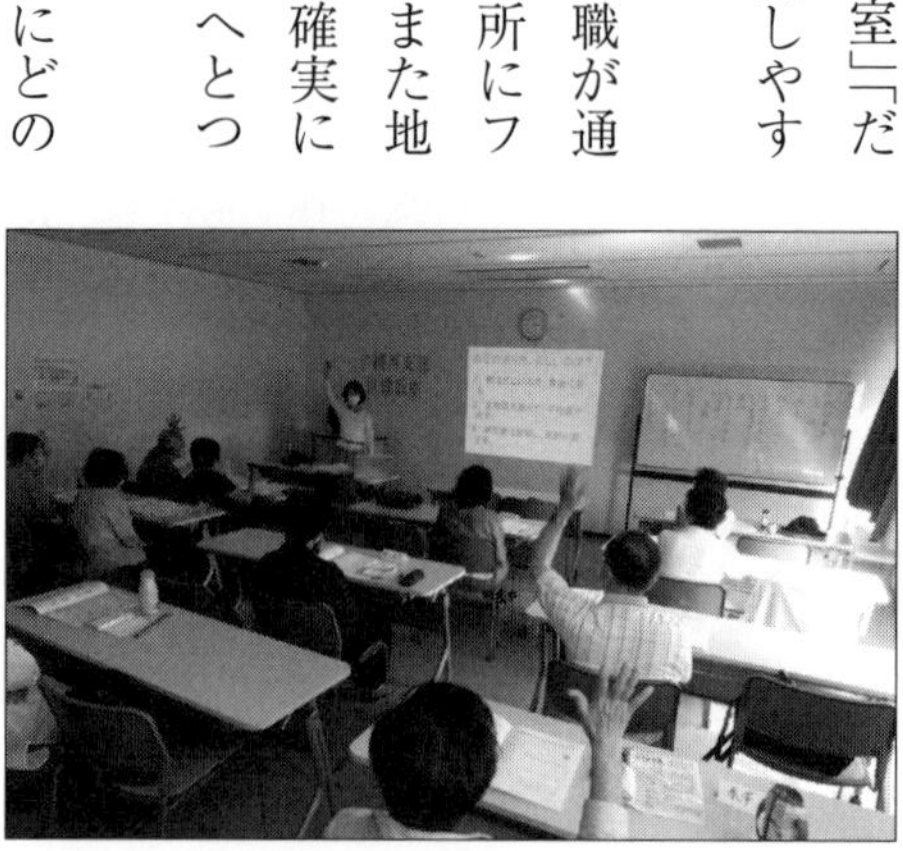

世代ニーズに合わせた「保健教室」

活動について調査・インタビューを実施。即日講評で評点九八％を獲得し、ゴールドレベルに値するとの評価を得ている。

現在、医療生協さいたまでは、ＨＰＨが提起する「地域」「患者・家族」「職員」の三つを対象に、ヘルスプロモーションを展開し、「とにかく少しずつでも取り組んでいこう」と各部門で活動を強化している。

（1）「国際ＨＰＨネットワーク」：https://www.hphnet.jp/about/history.html（二〇二三年一〇月七日）、https://kyoudou-hp.com/hph/（二〇二三年一〇月七日）

ＳＤＨという潮流と響き合い

個人の健康は、その人の遺伝的要因のみで決定されるのではなく、その人が置かれた社会的環境が大きく影響する。それらの要因は、健康の社会的決定要因（Social Determinants of Health、以下ＳＤＨ）と呼ばれている。差別や貧困、労働環境、失業、社会的なつながりの不足、食生活の不良、幼児期の援助不足などによって健康格差が引き起こされているという概念である。

ＳＤＨはしばしば「川上」ないし「上流」の要因として表現される。医療従事者は、川の下流で、上流から流れてくる患者を懸命に治療するが、川の上流に目を向けると、病気を生み出すもの（貧困、失業、差別、孤立、過重労働など）が強固に存在している。患者は上流で〝生産〟され続け、下流の治療で治癒したとしても、再び上流に戻れば同じことが起きる。上流にある健康の阻害要因を改善しなければ、人々の命と健康を守ることはできないのである。

医療生協さいたまの各事業所が加盟する全日本民主医療機関連合会[1]（以下、全日本民医連）は、一九六六年に「患者を労働と生活の場面でとらえる眼とかまえ」を提起し、医療理念の中心は「医療とは人間の生きる権利を保障するものであり、そのとりくみは患者・住民と医療従事者の共同のいとなみ」であると謳っている。医療生協さいたまの活発な地域活動も、こうした歴史の中に位置付けることができるだろう。この古くて新しい活動は、ＳＤＨという世界的な潮流と響き合って、世界の人々との共通の目標となっている。

今日の日本では、経済的格差はさらに広がりをみせており、子どもの貧困率[2]は一三・五％。実に七人に一人が貧困状態にある。また、超高齢社会の進行によって、高齢者の社会的孤立も懸念される。そして、いつの時代も同じなのだが、経済的・社会的に弱い状況にある人が、自ら声を上げて改革を求めるのは簡単なことではない。

医療生協さいたまが、積極的に地域に出て、地域の「困った」を察知し、その改善に力を尽そうとするのは、健康を阻害する社会的な要因を一つひとつ排除していこうとすることが、地域の健康力を創り、安心なまちづくりにつながっていると考えるからだ。

（1）全日本民主医療機関連合会：一九五三年六月七日結成。「無差別・平等の医療と福祉の実現をめざす組織」であると規定する「民医連綱領」（資料編一七二頁）を持つ医療機関、介護・福祉施設の連合会。四七都道府県一七四八の事業所が加盟し、職員数八万二八〇七名（二〇二三年一月現在）。

（2）子どもの貧困率：厚生労働省「国民生活基礎調査」二〇一九年

第5章

尊厳を保つ支援

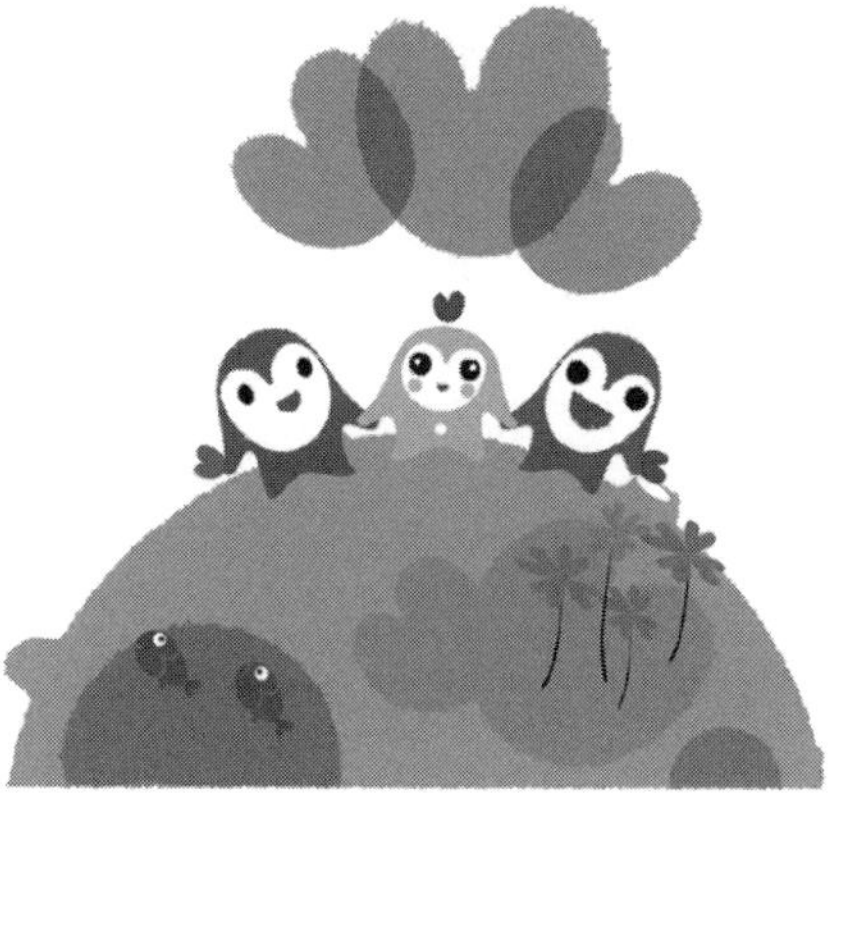

♥

嚥下《えんげ》機能の低下などにより「口から安全に食べる」ことができなくなると、従来は経管栄養や点滴などに頼らざるを得なかった。

近年は「完全側臥位法《かんぜんそくがいほう》」と呼ばれる新しい食事介助の方法が開発され、経管栄養に頼っていた方が口から食べられるように、寝たきりだった方が自立へと、めざましい回復を遂げている。

患者の生活の質を上げ、一歩を踏み出す勇気が新たな希望につながることを私たちに教えている。

看護職は、「看護実践の根幹に日本国憲法と民医連綱領をすえ、すべての人が人間らしく、その人らしく生きていくことをあらゆる場で援助する、無差別・平等の看護をめざしている」（資料編一七二頁、一七四頁）

口から食べることの支援は「人間らしく、その人らしく」生きる援助の具体化といえる。

人間らしく、その人らしく

ちちぶ定住自立圏のなかで

秩父生協病院は、主に急性期を脱した患者への専門的な「回復期リハビリテーション」を提供している。そして、「歳をとっても障がいがあっても、住みなれた地域ですこやかに生き生きと暮らしたい」という地域の人びとの願いを叶えるべく、多職種・多施設との連携を積極的に進めている。

秩父生協病院がある埼玉県南西部の秩父地域は、高齢化が国や県の平均を上回るスピードで急速に進んでいる。

秩父市とその周辺の横瀬町、皆野町、長瀞町、小鹿野町は、将来にわたって安心して住み続けられる地域にしたいと願い、総務省が提唱した「定住自立圏構想」の認可をとり、行政サービスを分担して支え合う「定住自立圏協定」を締結した。圏域全体で協力して取り組むことにしたのである。

協定具体化のための検討の中で、医療分野の課題として「予防医療」と「リハビリテーション体制の充実」というテーマが浮かび上がってきた。予防医療は、医療・保健・福祉の横断的なネットワークなしには進まない。秩父地域は脳卒中患者が多く、リハビリ機能の充実は喫緊の課題だった。

秩父生協病院は、その検討に先駆けて、二〇〇九年八月に一般病棟から回復期リハビリテーション病棟への転換を終え、それまでの病院完結型の急性期医療から、地域完結型、包括型の病院への道を選びとっていた。

秩父生協病院は、「ちちぶ定住自立圏」内で、リハビリの中核的な役割を担うことになった。

「口から食べる」を支援するチーム

その流れのなかで看護師の大川は、当時の看護長とともに回復期リハビリテーション協会の認定看護師の資格を取得した。院内職員の水準を上げるため、リハビリ職だけでなく看護職にも、より専門的な資格取得が奨励されていた。

大川は、院内のさまざまなリハビリ分野のうち、「摂食・嚥下」のリハビリテーションに取り組む「スワローチーム」の一員となった。このチームは、医師、歯科医師、看護職、言語聴覚士、管理栄養士などの多職種が参加し、入院患者の飲み込みの状態、栄養状態、口の中の状態をチェック・評価し、摂食の改善に向けた治療やリハビリの計画を立てている。診断能力向上のためにそれまでの嚥下造影検査に加え、新たに嚥下内視鏡検査を導入。嚥下の状況について多角的に把握できるようになった。

二〇一六年、年明けの会議でスワローチームの言語聴覚士は、チームメンバーにある提案をした。「みなさん、聞いてください。この前の研究会で、すごい摂食嚥下の方法を学びました。ここでもぜひ採り入れたいのですが、どうでしょう」とその場で、「完全側臥《かんぜんそくが》位法《いほう》」（以下、「側臥位法」）と呼ばれる食事介助法について説明した。

画期的なケア方法を開発したのは、長野県飯田市にある健和会病院リハビリテーション科の福村直毅医師（二〇一二年　論文発表）。この方法で食事介助をすれば、嚥下機能の低下している患者でもより安全に飲み込みができるようになり、さらに、口から食べられるまで回復するケースがあること。誤嚥防止、食形態の向上、低栄養の改善などにも抜群の効果が期待できるとつけ加えた。

聞きなれないケア方法とその効果に、会議出席者からどよめきの声があがった。

「横向きに寝たままの姿勢で食事をとる」と説明されても、そんな食べさせ方は見たことも聞いたこともなかった。

「それにしても、『側臥位法』がなぜ嚥下の改善につながるのか。本当に有効なのだろうか」関心を寄せたスワローチームはさっそく管理部に相談し、二〇一六年二月、総勢八人で長野県まで研修に出かけることになった。

常識やぶりの完全側臥位法《かんぜんそくがいほう》

スワローチームは、まったく新しい摂食嚥下《えんげ》の方法に可能性と希望を感じて研修から戻ってきた。のどを落下する飲食物が気道に入ると、誤嚥性肺炎を招いたりムセたりしやすくなるが、「側臥位法」によって、横になっていれば、飲食物をいったんのどに貯めておくことができる。流れ落ちる速度も量も抑制されて、危険を避けながら嚥下できるという理論に納得した。

ただし、この方法は患者全員に導入できるわけではない。あらかじめ嚥下状態を検査して条件に合う患者を選ばなければならない。また食事介助の前段として、まず患者を横向きに寝かせ、安全に飲み込める正しい姿勢をとらせる「ポジショニング」から始まり、食事の途中で仰向けに倒れたりしないよう、その姿勢をキープさせる技術も要る。食事介助をするときは全介助になるため、当然、一人にかかる介助の時間が今までより長くなるだろう。一度やれば回復する治療ではなく、効果を上げるには毎日続けなければならない。

しかし病棟内のスワローチームはわずかな人数しかおらず、実際に摂食ケアを行うのは、担当の看護職と介護職が担うことになる。導入には彼らの理解と協力が不可欠であり、負担になるだろうことも目に見えていた。

「現地研修で学んだ後、私たちはすごくいい方法だと思い、さっそく病棟で導入したかったのですが、うまく広められませんでした。そもそも『寝て食べるって何?』っていう感じで職員にも抵抗があったし、なぜこれが安全なのか、明確に説明するのもむずかしくて……」と、大川は当時を振り返る。

寝たまま食べるなんてお行儀が悪い、というのが幼いころから教わる社会常識だ。患者も介助する側も、食事のときだけは「できるだけ起き上がって」食べようとするのがふつうだった。食事介助の一般的な教育でも、自立をめざす人は六〇度以上、一部介助は四五度、全介助の人も三〇度に背を起こして食べさせる、と習っている。その常識をくつがえし、さらに手間のかかる方法を導入することについて、全病棟職員を説得できるだけの力量が、当時の大川たちには足りていなかった。

学びを力に

病棟への導入はいったん見送られたが、スワローチームはじめ、「側臥位法」を理解し積極的に進めたいと考えた看護職は、あきらめてはいなかった。

翌二〇一七年一月、圏域内の医療従事者とともに立ち上げた「多職種連携を考える会」の講座に、福村医師が招かれた。スワローチームを長野に送り出した秩父生協病院の前総看護長の菅野らが講座の企画に携わっていた。講座は、地域の医療従事者にも、経口栄養の大切さや福村医師の「側臥位法」を知ってもらえる初めての機会となった。

さらに二〇一九年二月には、医療生協さいたま・埼玉民医連の看護学会でも、福村医師の講演会が開かれた。実はこの年の学会委員長が菅野だったため、福村医師の実践を看護部全体で、より深く学びたいとの思いがあっての招請だった。

講演会では、「栄養療法の基本」から、「なぜ側臥位法でうまくいくのか」が福村医師の豊富な画像やデータで解説され、看護職たちにはとてもわかりやすかったと好評だった。

ただ、いくら客観的にすばらしい理論や方法であっても、実際に現場が認め、現場が動き出さなければ、患者に導入することはできない。

この講演会はスワローチームにとっては、身近な理解者が増え、ふたたび一歩を踏み出すきっかけを与えてくれたものになった。菅野から総看護長を引き継いだ荒川が「側臥位法」を知ったのは、この学会が初めてだった。これはぜひ病棟で進めていくべきだと確信をもったという。そのときのことを荒川は鮮明に覚えている。

「『側臥位法』は、私たちの関わり方しだいで患者さんの回復の可能性が拡がる方法だと思いました。秩父生協病院の病棟は回復期リハビリテーション病棟と療養病棟です。必要に応じて医師を呼びますが、日常のケアは看護職を中心に介護職、リハビリ職、管理栄養士などで進めるわけです。学会後すぐ、大川さんに『これは、やったほうがいいよね』と相談しました。私からは、看護だけでなく多職種を巻き込んで進めるほうがいいから、みんなにわかりやすい学習会を考えてほしい、そして実際に成功モデルを作って進めていきたいよね、と話しました」

その言葉を受けた大川は、さっそくスワローチームの言語聴覚士と管理栄養士とともに導入へと動き出した。バックアップしてくれる荒川も、講演を聞いた仲間もいる。そして頭のなかには、一人の患者のことが思い浮かんでいた。

九〇代山瀬さんの回復

山瀬さんは九〇代の男性で、入院生活は二年以上経過している。入院当初、食事は車いすに座り一部介助で摂れていたが、ベッド上での生活が続くうちに全介助となっていた。食事の形態も以前は全粥や刻みトロミ食が食べられていたのが、ソフト食まで段階が下がり、酸素吸入も行っていた。

痰の量が多くていつもゴロゴロとのどが鳴り、一日に四～六回は痰の吸引が必要であり、それ自体が山瀬さんに痛い思いをさせ苦しめることになっていた。ときには食事中に吸引が必要になることもあった。一食食べるあいだに二～三回はムセ込むため、職員は気がきでない。誤嚥していないか、窒息はしないかと毎食こわごわ介助する職員もいた。ムセると同時に血中酸素飽和度も下がってしまう。もし誤嚥性肺炎にでもなれば命取りになりかねない。それまで食形態の変更は行ってきていたが、姿勢を変える発想には至らず、食事のときはいつもベッドアップ（ベッドの背を立てること）にしたままだった。

そこでスワローチームは、山瀬さんの食事介助を「側臥位法」にすれば、もう少し安全に食べられるのではないかと考えた。医師にも相談して、嚥下内視鏡で嚥下のようすを確認した上で、三食とも「側臥位法」で食べてみてもらうことにした。嚥下内視鏡は鼻から入れたファイバースコープで、実際に食べて飲み込むところを映像画面で観察することができる。山瀬さんの場合は、体の左側を下にする左側臥位であれば、よりよく嚥下することができることでムセが軽く、食べ物の残渣が減り、より安全だということがわかった。

まずはスワローチームだけで一日三回の食事介助に入った。実際に「側臥位法」をやってみると、明らかにムセる回数が減り、痰の量も減った。ひと月ほど続けたところ、いったん発熱がみられたため「側臥位法」による食事を中断したものの、すぐに再開できるようになり、しだいに飲み込みもよくなっていった。

目で見えて、体感できる学習会を

山瀬さんへの導入と同時に、大川たちは「側臥位法」をみんなにわかりやすく伝える学習企画に取り組んだ。長野まで研修に行った言語聴覚士が学習会をリードし、管理栄養士が助手についた。荒川は、今度こそ病棟全体で導入を進めたいと院長に告げ、管理部の了承を得て、特殊なシリコンゴム製の「透明咽頭モデル」を購入した。

これは福村医師監修の、実際の咽頭を立体的に再現したモデルで、視覚的に嚥下のしくみを理解・体験できるようになっている。

この透明咽頭モデルに色水を流し込むと、横にしている角度のほうが、起き上がっている角度に比べて二〇㎖も多く、のどに貯留スペースができることを確認することができた。また、なぜ気道に流れこみにくいのか、誤嚥やムセを防ぐことのできるしくみも、透明な立体モデルの背面と側面から見ることによって納得しやすい。

学習会は毎回好評で、看護職、管理栄養士、介護職などすべての職員に受けてもらえるよう、繰り返し行った。

立体モデルを使用した学習会のほか、職員同士で横になって食べさせ合う体験学習も行った。患者役と介助役がペアになり、ベッドの高さ調整から正しい姿勢をつくるポジショニング、クッションなどを使って首や背を安定させる方法、介助者と患者の視線が合うような位置どりなどを実習しながら覚えていく。そして、実際に側臥位で食べてみるのである。

「自分が横になって食べさせてもらうと、確かに仰向けより楽に飲み込めることがわかります」と話す管理栄養士は、家でも側臥位になって食べる実験をした上で、学習会の助手に臨んだという。食事の形態や内容には一人ひとりの患者にいつも神経を使っているが、側臥位法との出会いは全く新鮮だったという。これで誤嚥のリスクが減らせるならば管理栄養士の仕事にとっても大きなメリットになると実感した。

学習会の次のステップは、ベッドアップ五〇度のときと完全側臥位の飲み込みの状態を嚥下内視鏡を使用して比較評価することだった。実際に違いが目に見えることで、職員の理解が進んでいく。さらに次の段階では、スワローチームが山瀬さんに「側臥位法」で食事介助する際に別の職員に立ち会ってもらい、そのうちに徐々に交代できるまでになった。

最初はスワローチームの見守りのもとに実習してもらい、やがてチームの見守りなしでも食事介助ができるように段階を踏んで、介助法を伝達した。病棟の職員全員が、一人で「側臥位法」の介助をできるようになるまで、日々実習を繰り返していった。

山瀬さんは側臥位を導入して二か月ほどすると、一時出ていた熱も落ち着き、ムセる回数も少なくなった。四か月後には、当初は一日数回行っていた吸引が、数日に一回ですむようになった。食事の形態を入院当初の全粥や刻みトロミ食に戻すことができ、栄養が十分摂れるようになったことで、毎月減っていた体重が増加に転じたという。やがて、酸素吸入も不要になった。

目の前でめきめきと回復していく山瀬さんの姿に、病棟職員たちも「これはやれる」と自信や手ごたえを感じ始めた。山瀬さんはなんとその後退院し、特別養護老人ホームへの入居がかなった。九〇代の患者をここまで回復させることができた驚きとともに、病棟職員には「側臥位法」への信頼と次なる意欲が湧き出した。

実際のところ「側臥位法」を導入すると、食事をとるまでのポジショニングなどの準備にも時間がかかる。そして摂食に一〇〜一五分、食後の口腔ケアまで含めれば一回の食事介助に三〇分はかかってしまう。手間だけなら、栄養剤を注入する経管栄養のほうが、職員の仕事量は格段に少ないとも言えるだろう。しかし、荒川の言葉を借りれば、「山瀬さんの最初の成功が起爆剤となって、他の困難ケースにも取り組んでいこうとする職員のやる気に火がついた」のだ。

その後も、スワローチームは「側臥位法」を実施できる患者を慎重に選び、一人ずつ導入を進めた。経管栄養だった人が口から食べられるようになる、一日一食は口から味わってもらえる、などの成果が相次いで生まれた。

死ぬことばかりを口にする田所さん

二〇二〇年八月、脳出血・脳梗塞により高次脳機能障害となった六〇代の男性、田所さんが入院してきた。気管切開をしていて、寝返りも介助が必要な状態である。食事方法は、一日三回栄養剤を注入する経管栄養だった。

田所さんは倒れるまでは小学校の教員で、定年後も臨時教員として教壇に立っていたのだという。幸いにも命の危機を脱したが、しゃべれるようになると、口をついて出るのはネガティブな発言ばかりだった。

「もう死んじゃいたいよ」「あとは死ぬだけ……」「お迎えが来てるから早く逝きたい」

病棟職員は、田所さんのつらい気持ちを受けとめつつも、「お迎えはまだみたいですよー」「少しずつ元気になっていきましょうね」などと、明るくやわらかい応答を心がけた。

小学校の先生は、毎日子どもたちのエネルギーに真っ正面から向き合う仕事だ。定年後も教壇に立ち続けたのは、体力に自信があり、この仕事にやりがいを感じていたからだという。それだけに、突然の脳出血で気がつくと寝たきりの状態になってしまった現実は、受け入れることがむずかしいようだった。

コロナ禍での入院だったため、田所さんの妻は病院に来ても直接の対面はできなかった。オンラインで画面越しに一五分ほどの面会。心配して会いに来ても、口を開けば暗いことしか言わないため、妻も落ち込みがちだった。看護職が、間がもたない二人の仲介に入って会話をとりもったり、別の話題をふったりして気遣った。

入院五か月後から「側臥位法」の導入が検討され、慎重に実施された。ゼリー状の栄養補給剤を摂るところから始まり、その後は昼食だけ経口にして全粥や刻みトロミ食などを少しずつ摂取できるようになった。その頃には、味覚が刺激され、食欲もみられるようになっていた。

入院七か月後には三食とも経口摂取になり、朝夕は完全側臥位、昼食は車いすで食べるようになるまで回復した。相変わらず後ろ向きの発言は多かったが、一方で「果物を食べたい」「うどんが食べたい、めんつゆが飲みたい」などと、食べたいものを具体的に話すようになっていた。誤嚥リスクが高い物は避けたが、ヨーグルトや軟らかいご飯、パンが食べられるようになって食の幅が拡がり、栄養状態が改善して体力もつき始めた。

この頃から職員たちは一丸となって、田所さんがいろいろなことに挑戦し、できていく度ごとに「すごい」「よかった」と声をかけ、盛り上げるようにした。看護職や介護職のほか、リハビリ職、管理栄養士など食事の場にいない職員でも、「田所さん、お昼にご飯が食べられたんですって。念願叶ってよかったですね」「座位でOKになったんですか。すごいですね」などと、それぞれが声かけの工夫をした。食事はまだ全介助だったが、味覚の楽しみを取り戻し、起き上がれるようになってきた。

それでも時折「死にたい」とつぶやく言葉をとらえ、「周りには、ぜったいヒモの類いを置かないようにしよう」「みんなで見守っていこう」などと、病棟のカンファレンスで確認しながら、慎重な対応を続けていった。

気分はうな重――心に響くケアを

「側臥位法」により、少しずつ経口摂取ができるようになっても、そこからベッドアップで食べられるまではそう簡単ではなかった。田所さんは起きて食べると嘔吐がみられたため、また側臥位に戻すといった、行きつ戻りつの経過があった。起きて食べるのは無理でも側臥位なら食べられる物もあった。好きな果物のうち、みかんと桃の缶詰は大丈夫だった。果汁入りジュースも側臥位であれば少量なら大丈夫。「食べたい希望」が少しでも叶って喜んでもらえると、職員も一緒に喜んだ。

入院からちょうど一年後、食事を自力で摂れるまでになった。車いすで、看護職の見守りは必要だが、食事介助はもう必要ない。そのひと月後、父親が亡くなった折には、「ひと目でも会いたい」という希望に添って、職員付き添いのもと、自宅に短時間帰ることもできた。この体験は、家族に大きな安堵と希望をもたらしたようだ。

その翌年、二〇二二年の夏の土用が近づいた七月。田所さんは、ふと「家に帰ってうな重が食べたいな」とつぶやいた。少しずつ記憶や認知機能も回復していたため、地元でひいきにしていた和食屋の鰻を思い出したらしい。偶然その言葉を聞いた介護職と社会福祉士は、望みを少しでも形にしたいと考えた。家から重箱を持ってきて、達筆な職員が筆ペンで店の名前を書くと、うなぎ屋の重箱ができ上がった。それに妻に持参してもらった鰻ご飯を入れて、まるで出前で運ばれて来たかのような気分で食べてもらうことができたのである。田所さんはサプライズのうな重に喜び、にんまりと微笑んだ。

心に再び未来へ向かう、希望の灯をともしたい。職員たちの思いと働きかけが、田所さんの心に響いたのだろう。しだいに「死にたい」という言葉は消えていった。それどころか、「今日は優しいね」などと、自分から声をかけたり、冗談を言うほどの朗らかさが現れるようになった。

共同のいとなみとしてのプロセス

田所さんは、入院当初からは信じられないほど体力もついた。車いすをこいでホールに移動し、指先を動かし箸を使って食事できるまでに回復した。食事の見守りポイントは、ゆっくり落ち着いて食べてもらうことだという。多忙な教員時代に大急ぎで給食をかき込んでいたくせで、つい早食いになってしまうからだ。長年の田所さんらしさが、日常の振るまいにも現れるようになったとも言えるだろう。表情も豊かになり、将来の退院も射程に入ってきた。

このように、「側臥位法」は、一時期は手間のかかるケアであっても、田所さんのように寝たきりで経管栄養の状態から、自力で食事をとれるまでに変化した事例をみれば、その驚くべき効果は明らかだろう。新しい薬でも手術でもない、機械の導入でもない。摂食嚥下ケアのしかたを変え、ねばり強く多職種で支えることによって、患者の自立度や生活の質、心のあり方まで大きく回復させる可能性が開かれている。

導入から三年が経ち、何例もの導入事例を経験してきた大川は言う。

「『側臥位法』では、看護職だけでなく、みんなの力が集まってこそ成果が出ると実感しています。もちろんそのプロセスは、患者さんとの共同のいとなみです。すんなり行くわけではなく、戻ったり進んだりしながら、時間がかかっても自立度が上がっていくと、やがては在宅や地域にまで生活の場が広がっていく。「側臥位法」で食べられるようになったら終わり、ではなく、そこからさらに進んでいく道が見えてきます。時折、食べられるようになった患者さんから『ありがとう』って声をかけていただくことがあるのですが、『こちらこそ、頑張ってくださってありがとうございます』って思うんです。苦労を全部忘れられて、私も嬉しくなる瞬間があります」

荒川はさらに今後の計画について話してくれた。

「『側臥位法』の取り組みを「*民医連のめざす看護の基本となるもの（評価・検討シート）」（左頁参照）で検討すると、「患者の立場に立つ、患者の要求から出発する、患者とともにたたかう」「総合性・継続性」の視点へのこだわりが、その人らしく生きる支援につながったことを職員と共有し確信にしていきたいです。

次は、地域に広めていくことを考えています。現在は連携先の老人保健施設と特別養護老人ホームで、具体的な導入に向けたサポートを行っています。看護職としては、そこに困っている人がいればなんとかしたいと思うのは、病院でも施設でも在宅でも同じです。さらに地域に伝えていく使命をもって続けていきたいと思っています」

確かな経験とスキルをもって、地域に飛び出していく職員の未来像が浮かんできた。

＊民医連のめざす看護の基本となるもの　評価・検討シート

「民医連のめざす看護の基本となるもの」内容					代表的な事柄
（認識の評価）患者の見方・とらえ方		患者観：いのちの平等と個人の尊厳	1	①	(患者を)個人として尊重され生きる権利が保障される存在であるととらえたか
				②	(患者は)社会的・経済的理由で差別されず、必要な医療を受ける権利があるととらえたか
		人間観：変革し発達する存在	2	①	人間は、様々な制限に対して能動的に働きかけ、変わることができる存在であるととらえたか
				②	人間は、社会のありようや周囲の人たちの働きかけの影響を受けて変わることができるととらえたか
		疾病観：生活と労働の視点	3		（疾病は）生活環境や社会的要因が影響しているととらえたか
		医療観：患者・住民，医療従事者との共同のいとなみ	4	①	（医療は）患者と医療者が対等・平等の関係で協力しあうことで成り立つと認識したか
				②	（医療は）患者の主体的な参加によって成り立つと認識したか
				③	（患者と医療者は）患者の権利保障のためにともに運動することが大切だと認識したか
看護の視点・優点（実践の評価）	視点	患者の立場に立つ	5	①	（患者の）状況や訴えなど事実をありのままにとらえ、想像力を働かせて理解し、共感する
				②	（患者の）病態、生活史、労働史、環境を重ねて理解し、共感する
				③	（患者の）病態を生命活動（生物が生命を維持するために営む活動）としてとらえ、理解する
		患者の要求から出発する	6		（患者の）潜在的・顕在的な要求を引き出し、受けとめ、その実現に向けてとりくむ
		患者とともにたたかう	7	①	（患者の）生命力を高め、健康回復のために課題を共有し克服できるよう支援する
				②	（患者の）要求実現を妨げる要因を明らかにし、それを取り除く ためにとりくむ
	優点	総合性・継続性	8	①	看護の「継続性」「総合性」を一貫して追求している
				②	組織内外の様々な施設や機関、団体、個人と連携し、患者を支援している
		無差別性	9		年齢や障がい、経済的な理由などで患者を差別しない
		民主性	10	①	職場および事業所の民主的な運営を貫いている
				②	職種の専門性の発揮と、対等・平等で民主的なチームを貫いている
		人権を守る運動	11		患者としての権利(自己決定権など)と、患者になれる権利(受療権）の保障と拡充のために運動する
社会の見方・とらえ方		日々の出来事、社会問題、政治、経済などについて検討する			
		いのち	12		人間の「いのち」にとってどうか
		日本国憲法	13		「日本国憲法」に照らしてどうか
		民医連綱領	14		「民医連綱領」に照らしてどうか

全日本民医連看護委員会『民医連のめざす看護とその基本となるもの～民医連の看護の継承と発展のために～ 2016 年版』（(株) 保健医療研究所　2017 年）より

第6章

生き方の選択を支え続ける看護

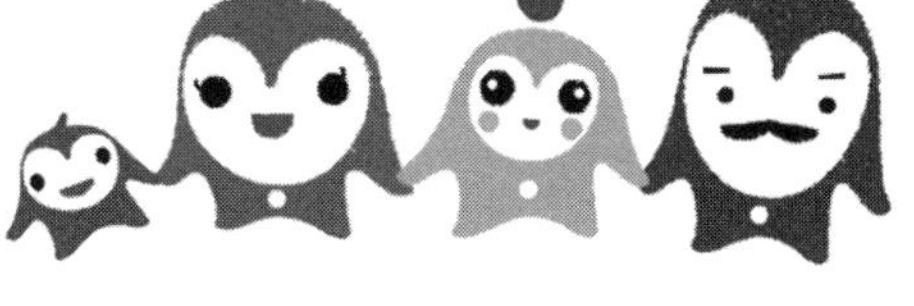

人生の最終段階で本人が望む医療やケアについて、
前もって考え、くり返し話し合って共有する取り組みを
「アドバンス・ケア・プランニング（ACP）」と呼ぶ。
本人を中心にその家族や近しい人、医療・ケアチームが、
本人の意思決定を支援するプロセスであり、
最期まで尊厳ある生きかたを全うすることをめざすものだ。
現在、病院、診療所、介護施設などさまざまな現場で、
ACPを積極的に採り入れる取り組みが進められている。
本人の望みは、いちど決めたら動かないというものではなく、
心身の状態や周りの条件に応じて揺れ動き、変化していくこともある。
つどに耳をかたむけ、くり返し確認し、その望みに寄り添う看護。
患者を生きる権利の主体者としてその要求を受けとめ、寄り添い、
専門職の立場から援助し、ともに病気とたたかうという立場で
支援する診療所の取り組みを紹介する。

ゴン太ものがたり

一本の電話から

所沢診療所の看護長の新井に都内のA病院から電話が掛かってきたのは二〇二〇年五月下旬。所沢市内に一人で暮らす市川さんの訪問診療の依頼だった。これまでは病院の外来に通っていたが、すでに肺がんの末期。治療はすべて終了したターミナル（終末期）の方だという。いずれはホスピス病棟に入院する予定だが、本人は「少しでも長く、ペットの犬と自宅で過ごしたい」という希望があり、ついては、在宅中の訪問診療を引き受けてほしいということだった。

聞けば、所沢診療所から車で数分のアパートに住む七〇代の男性。身寄りはなく、生活保護を受けている。「ゴン太」という犬をとてもかわいがっており、今はまだ犬の散歩ができるくらいの体調を保てているという。

依頼元であるA病院の看護師長の酒井は、すでに介護保険の申請を済ませ、介護サービスの事業所や訪問看護の手配も終えてくれていた。やがて入院するホスピスには、犬を連れて行くことはできない。そのため市川さんが自分で世話ができなくなってしまったとき、ホスピスに入るという予定で、その後の犬の新しい飼い主まで、探してくれていた。

Ａ病院からは以前もターミナル期の在宅患者の紹介を受けており、連携はスムーズだ。必要な手続きを進めたうえで、現場のことは信頼してこちらに任せてくれる。日ごろから診療所の地域医療の力を認めてもらえている、と感じており、新井はその依頼も快く引き受けた。

市川さんは、肺がんから骨盤などに転移があり、腰痛、咳、息苦しさなどが出ているため、痛みを緩和する薬の調整や日常の体調管理が欠かせない。今は動けていても、やがて身の回りのケアも必要になる。独居の患者さんであり定期的な診療は必須だろう。しかし、本人は医師や看護職が家を訪問することにはまったく乗り気でないという。

「ずっと一人でやってきた人なのでね。自分のことは自分でできる、というしっかりした人なんですけど。ちょーっと頑固なところがあるから、よろしくお願いしますね」

そんな酒井の言葉を受け、「わかりました。とにかく、わたしから直接連絡してみます」と、新井はいつもの明るい調子で応え受話器を置いた。

来なくていいよ

さっそく市川さんの携帯に電話をかけ、Ａ病院から訪問診療の依頼を受けた診療所であることを話した。だが、反応は「具合が悪くなればどうせ入院するんだから、別に来なくていいよ」と、思った以上にそっけなかった。さらにこう続けた。「ずっと自分でやってきたし、今のところなんとかなっているからいいよ。往診も訪問看護も、みんないらないよ」

来なくていいという以上に、来られるのは迷惑、という口ぶりでさえあった。生活保護を受給しているので、医療・介護費用は負担がない。ただし、訪問診療にかかる交通費は、距離に応じて負担してもらわなければならない。その負担があるということが納得できなかった。

本人の了承がなければ、診療は開始できない。かといって、独居の患者さんを放っておくわけにはいかない。がんの末期は、一見、元気そうに見えてもある日、ガクンと体調が落ちることもある。市川さんは人に頼ることをしてこなかったんだな、ちょっとむずかしい人かなと思いつつ、新井はとりあえず翌日訪ねていく約束を取りつけた。

まずはどんな患者さんなのかを知り、訪問診療の必要性や、あくまでもご本人の希望に添った形でサポートする役割であることを理解していただこう。直接会っててていねいに話すのはもちろんのこと、患者さんのひとり住まいの様子や実際の体調なども見てこようと思った。翌日は、介護サービスの手配を依頼されたケアマネジャーも同行することになった。

ゴン太と一緒に

翌日訪ねた市川さんのアパートは、診療所から車で五分、自転車でも一〇分ほどの距離だった。部屋は一階にあり、室内はスッキリと片付いていた。テレビとソファのある居間と、ベッドのある寝室にミニキッチンの2K。そこに、クリーム色の中型犬が、いらっしゃい、いらっしゃいとでもいうように尻尾を振って出迎えてくれた。ゴン太はケージがあるわけでもなく、室内を自由に歩きまわっているが、匂いもなく清潔な印象だった。

昨日の電話の対応から少し身構えて訪問した新井だったが、きれい好きで、しっかりした人という酒井の言葉を思い出していた。初対面の市川さんは白髪交じりのグレイヘア、かなりやせてはいたが、話し言葉ははっきりしており、認知機能に問題はなかった。ゴン太は市川さんがソファに座ると、ちょこんと横に添って、おとなしく落ち着いた。

新井は、訪問診療について改めて説明し、「私の医療に関する希望書」を示しながら、診療はあくまでもご本人の希望のもとに受けていただけること、少しでも長くゴン太と暮らしたいとの希望を応援させてほしいと伝えた。

同行したケアマネジャーも、「地域で訪問診療を受けていれば、万一何かあっても駆けつけられるし、A病院に行けなくても診療所がすぐ診てくれるから安心ですよ」、と後押ししてくれた。電話で難色を示された交通費についても、この距離なら一回の訪問につき二〇〇円程度で済むと話すと、「じゃあ、来てもいいよ」と、なんとか了承を得られた。ただし、人が家に入るのはあまり好きではないので、できるだけ最小限にしてほしい、と念押しされた。

そこで、訪問診療は二週間に一回で実施することで話がまとまった。

実は、紹介状を確認した所長からは「週に一回位」と聞いていたのだが、本人の承諾を得るためにも、無理のない頻度で入ることにした。その日は訪問診療を承諾する書面に署名してもらい、「私の医療に関する希望書」にも記入してもらうことができた。

市川さんは、痛みをとる治療以外の終末期の延命治療、すなわち心臓マッサージや人工呼吸器、チューブによる栄養補給などにはすべて「してほしくない」にチェックをつけ、最期を迎えたい場所は「病院」を選んでいた。自分の病状についてはA病院ですべてを聞き、理解していた。

新井がアパートの部屋を出ようとすると、「動けなくなるまでは、とにかくゴン太と一緒にいたいんだ。ゴン太といられたら、それでいい」と念を押した。

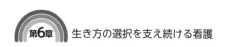

ゴン太を引き取りに

訪問診療を開始してわかったのは、ゴン太は室内ではけっして排泄しない犬であり、朝夕二回、短時間でも外に連れ出してやる必要があることだった。つまりは、ゴン太の散歩に行けなくなったそのときには、ゴン太は引き取ってもらうしかなく、自分は一人で入院する、というのが市川さんの描いているシナリオだった。

所沢診療所は、ケアにあたる訪問看護・介護の事業所とも連絡を取り合っていた。訪問看護ステーションは週に一回訪問する了解でスタートしたものの、いざ看護職がアパートを訪ねていくと、家に入れてもらえないことがあったと何度か新井に電話があった。

「行ってみたら玄関先で、来なくていい、今日はいいよって言われちゃったんです。おうちの中に入れてもらえなくて、しかたなく帰ってきました」

「あらー、それはおつかれさまでしたね。とりあえず安否確認できたからよかったわ。ありがとう」

訪問看護ステーションの、どの職員もねばりづよく接していることがわかった。互いにねぎらい合いながら市川さんの情報を共有した。ヘルパーも食品の買物などを請け負っていた。一方、訪問診療は当初二週に一回と予定したが、六月に入ると薬の調整などの必要から毎週一回となった。

訪問診療が始まってちょうど一か月が過ぎたころ、市川さんは発熱して、とうとう寝込んでしまった。診療に同行した新井に、

「ゴン太を引き取りに来てもらうように電話したよ…、もう動けなくなったから」という。

じっとしていても呼吸が浅く、息が切れた。たしかに、もはや朝夕の散歩に出られる状態ではなかった。痛み止めの麻薬も欠かせなくなった。相変わらずベッドの横に寝そべって

のんびりしているゴン太を、市川さんは黙って見つめていた。

ゴン太がいなくちゃダメなんだ

「そうですか。ゴン太くん、引き取ってもらうんですね」、新井が応じると、お迎えに備えて、ゴン太をトリミングサロンに行かせたことを話してくれた。そういえばいつも以上に毛並みはフワフワしていた。自分で連れて行くことはできないので、送迎付きでシャンプー・カット、爪なども整えてもらったという。

「えぇすごい、お迎えに来てくれるんですか」との驚いた新井の問いに、「そりゃあその分、料金取られるんだよ」と、市川さんは笑いながら自慢げに答えた。

ゴン太のことになると、食費を削ってでも出費も惜しまない。精一杯のお別れのサービスだろうことが新井には想像できた。新しい飼い主にもかわいがってもらえるよう、最後まで心を配っていることが伺えた。

「それで、市川さんは、ホスピスどうしたいですか？　もう入院できるように連絡しますか、それとも、もう少しおうちに居たいですか」

新井が改めて尋ねると、「もう少し入院しないでこのまま居たい」という。予定していたとはいえ、すぐに自宅を離れる気持ちにはなれなかったようだ。

「わかりました。もう少しおうちで過ごしたいというご希望ですね」

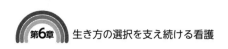

市川さんの今の気持ちを確認した新井は、診療所に戻ると、訪問介護と訪問看護の回数を増やすように調整し、介護ベッドの搬入や在宅酸素の手配などを整えた。病状が一段進んだと考え、より見守りの頻度やケアのレベルを上げなければならない。診療も二日おきに行くことにした。

ゴン太が新しい飼い主に引き取られて三日目のこと。六月二九日に予定どおり診療に行くと、市川さんの落ち込みぶりはひどく、所長と新井は驚いた。話しぶりや記憶もあやふやで、病状はさておきメンタルの状態が急低下していた。

「ゴン太くん、預けたんですね」、そう所長がふれると、「ゴン太が……、やっぱりゴン太がいなくちゃダメなんだよ。先生、おれ、ゴン太と一緒にいたいんだよ。ゴン太がいないと……」と、すすり上げ、泣き出してしまった。

これまでのどちらかと言えば強気の市川さんからは想像もできない、もうこれ以上生きていけないというような憔悴しきった様子だった。ゴン太の不在を全身で哀しむ姿に二人とも思わず涙腺がゆるんだ。

「どうしたらいいでしょうね、ほんとうに」

新井は今いちど、市川さんの希望を聞いてみた。

「おれは、やっぱりゴン太がいなくちゃダメだ。九年間も一緒にいたんだ。ずっとゴン太と一緒にいたいんだよ……」と。あとは言葉にならなかった。

散歩当番表

診療所への帰り道。所長と新井は、市川さんの最期の時間を、なんとか希望に添えないかと話し合った。時間はそう長く残されてはいない。「二週間か三週間か」というのが所長の見立てだった。

新井は「市川さん、わたしたちもどうしたらいいか考えるから、ちょっと待っててね」と思わず言って出てきたが、ゴン太と市川さんが一緒に過ごせる保障はなかった。ホスピスに犬を連れていけないルールは百も承知だ。となると、自宅にゴン太を戻すのか。だとしたら、朝晩の散歩をどうにかしなければならない。

新井は、ケアマネジャー、介護職、看護職に電話をかけ、所長、担当看護職二人も含めた、市川さんの合同カンファレンスを招集した。とにかくみんなで集まって、話し合ってみよう。

市川さんに関わる職員全員がそろったカンファレンスの場で、新井はゴン太が引き取られて以降の状態を詳しく説明した。病状も悪いけれど、精神的な落ち込みがひどいこと。当初はホスピスに入院すると言っていたが、現在は自宅にいたい、そしてやっぱり最期までゴン太と一緒に過ごしたいという希望に変わっている。関わっている全員がそれぞれの視点で、暮らしぶりを見てきている。

新井は、「独居のターミナル期の患者さんが、ペットのいる自宅で看とりをすることができるのか。しかも経済的な余裕もない。どうしたらいいだろうか？」と投げかけた。すると、全員が、市川さんの最期の希望に応えてあげたい、との思いを次々に口にした。ゴン太をもう一度家に戻して一緒に居られるよう、みんなで支え協力していこう、ということで意見が一致した。

ただ問題は、ゴン太の散歩だ。医療・介護保険制度の仕組み上、利用者本人のいない所で訪問看護や訪問介護サービスを提供することはできない。ゴン太だけの散歩はできないシステムなのだ。申し訳なさそうにする二人を前に、「散歩は診療所が引き受けますから、市川さんの身の回りのケアをしっかり頼みます」と発言したのは、所長だった。

新井は早速、カレンダーに二週間分の散歩当番表を書き始めた。行けそうな協力者を募ると、診療所の看護職三人、ケアマネジャー、なんと所長も「日曜日ならおれも行けるよ」と手を挙げてくれた。また、近くに住む医療生協の組合員二人も、ボランティアで朝の何日かを分担してくれることになった。夕方と休日は診療所職員でローテーションを組み、ゴン太を再び自宅に戻す態勢にした。A病院にも事情を説明し、本人の意向を尊重する了解をとった。

雷雨の日曜日

市川さんは、ゴン太がアパートの部屋に戻って来ると、表情も体調も良くなり、生気を取り戻したようだった。一時は起きる気力もなくなっていたのが、ゴン太の散歩に来る看護職らを迎えるとソファに座って「来てくれてありがたいよ」と言ったり、笑うようにもなった。ＱＯＬ（生活の質）がいかに大切かを、職員は改めて実感した。

ゴン太の散歩にもっとも頻繁に行くことになったのは、市川さんの家の一番近くに住む若手看護師の山中だった。自分が役に立てるならという素直な思いから、休日も含めて快く引き受けた。ただ市川さんについては、対応に苦慮していた新井の話や、いつもの診療の際のとっつきにくい印象から、「ちょっと怖い人だな」と感じていて、あまり話したことはなかった。

その日は午後からどしゃ降りの雨で、夕方に近づくにつれ雷も鳴り出して空全体がゴロゴロと唸りを上げていた。散歩の担当は山中だった。新井の携帯に電話が入った。

「看護長さん、あの、さっきから雷がすごくて、わたし怖くって。今日は散歩に行かなくてもいいでしょうか?」かぼそい声の山中だった。

「雨も雷もすごいものねー。そうね、これは別に決まりじゃないし仕事でもないから。お休みの日だし、怖い思いをして無理して行かなくてもいいよ」と新井は応じた。

一時間くらいすると、また携帯が鳴った。

「雷が収まってきたので、わたしやっぱり行ってきます！」

雨はまだ降っていた。山中はゴン太に犬用のカッパを着せて、傘をさして歩き出した。するとしだいに空が明るくなり、雨上がりの夕暮れをいつもより長く散歩して帰った。

市川さんは、そんな日でも欠かさずに来てくれることに心を打たれたのだろうか。散歩から戻った山中を招き入れると、「アイスがあるから食べていきなよ」と声をかけた。山中も、「今日はつらいところないですか？」と体調をきいたり、一緒にテレビを見ながらくつろいで過ごした。ＣＭを見て、「あれ食べたいなぁ」とつぶやく市川さんに、「じゃあ今度ヘルパーさんに買ってきてもらうといいですよ。この先のスーパーに売っていましたよ」などと応じた。市川さんはその日、山中に、ぽつりぽつりと四方山話をし始めた。

子どものころから動物好きで猫や犬を飼っていたこと。その名前は猫でも犬でもずっと歴代「ゴン太」だということ。今のゴン太は八代目で、ペットショップで売れ残って処分間近だと聞き、かわいそうに思って買いとり連れ帰ってきたことなどを教えてくれた。山中には市川さんの人柄の温かさや、「ゴン太」とともに生きてきた様子が垣間見え、その日を境に市川さんとの心の距離がぐっと縮まったように感じられた。

ここで、みんなと一緒にいたい

山中は散歩に行くと、一五分の散歩の後に一時間近くもおしゃべりしてくるようになった。ある日はおなかを壊したゴン太のために、動物病院の餌を買ってきてほしいと頼まれたり、山中を気遣って自転車のカゴ一杯の果物や食品を持たせようとしてくれたこともあった。

市川さんは「ずっと一人でやってきた」と聞いていたが、実は結婚していたこともあるという。年下の妻と周りの反対を押し切って結ばれたものの、五年ほどで愛妻が白血病を患って病死。大きなショックを受けた経験から、「もう家族はいい」と孤独な気持ちで過ごしてきたこともわかった。「一人で生活する時間が長かったからあまり人に頼れなかった。頼るのが怖かったのかな」そんな胸の内も、口にするようになっていた。

海外に行って大道芸をしたり、気ままな旅暮らしをしていたエピソードも語ってくれた。「すごく自由に生きてきてハメを外したこともある。こんな自分のために、みんながいろいろやってくれて……本当に感謝しているよ」と山中に心を開くようになり、他の職員も「ありがとう」「来てくれてうれしいよ」と、労いの言葉を何度も聞くようになっていた。

「人間ってほんとうに変わるんですね」山中は心からそう実感したと新井に話した。

最後の一週間は、ほぼ毎日の診療、朝夕の訪問看護、介護サービスが入り、たくさんの人たちの手を借り、支えられる日々を送った。本人の意思を何度か確認してきた新井は、あるとき市川さんに尋ねてみた。「市川さん、私たちここにいていい？　大丈夫？」

するると、はっきりうなずいて「ここで、みんなと一緒にいたい」と答えた。

ゴン太に看とられて

七月一三日の朝、看護職が家に行くと、市川さんは亡くなっていた。ベッド脇に倒れていた市川さんの横に、ゴン太はぴったりと付き添っていたという。「ゴン太が看とってくれましたね。市川さんの希望どおり、最期まで一緒に」

ともに協力した職員たちは、短期間ながら濃密に関わっただけに悲しみも深かったが、清々《すがすが》しいものも感じていた。自分たちの関わりによって日に日に変化していく終末期の市川さんの様子は、人間が最期まで尊厳をもち、発達し続ける姿を示して自分たちに学ばせてくれたような気がしていた。

人間は自ら変わり発達する存在であり、いのちの火が消える瞬間まで、変わりうる。看護の関わりによって、その患者さんの変化はもたらされることがあるということを学んだケースだった。

身寄りのない市川さんは行政の手続にしたがって荼毘に付され、ゴン太は再び引き取られた。診療所には、新しい飼い主さんからゴン太の顔をていねいにスケッチした似顔絵付きのファックスが届いた。

「ありがとうございました。ゴン太」と書き添えられていた。

「こちらこそ、ありがとうね」

医師をはじめとする医療や介護の現場で働く職員、そして地域の組合員がその思いを分かち合う支援は、今日も続いている。

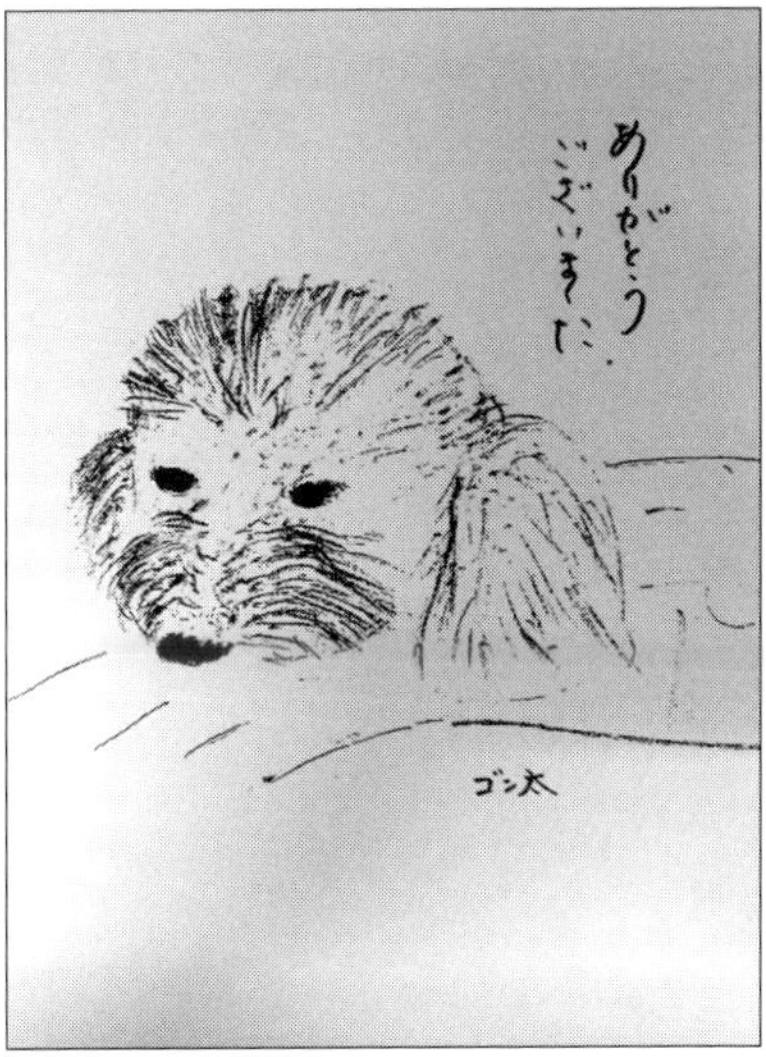

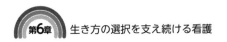

心をこめて描かれたゴン太の絵

コラム

願いにこたえる「ゆめ企画」

診療所は地域医療を提供する場として、外来に加え訪問診療・往診にも力を入れている。浦和民主診療所は、平日は二つのチームに分かれ、一回につき五～七軒、多い日はトータルで一五軒を訪問することもある。患者の多くは、訪問介護・訪問看護・通所介護を利用しており、診療所と連携している。

医師の診察時間は、長くても三〇分程度。看護職は診察がスムーズに、そして必要な情報を得るために、血圧などバイタルサインの計測はもちろん、服薬はきちんとできているかなど短い時間の中で確認している。次の患者が待っているため、多くの時間を割くことができない。

それでも、訪問診療を待っていてくれる患者さんやその家族と顔を合わせて、介護する家族のちょっとしたグチを聞いてねぎらったり、家族に介護疲労はないか確認する。そして冗談を言い合ったり、逆に励ましの言葉をもらえることもある。そんな訪問を重ねながら、少しずつ本人や家族の人となり、生活ぶりに触れていくのだった。

毎年実施している家族を亡くされた人向けの「お悔やみアンケート」で、心に刺さる回答があった。

「母は、訪問診療の日は朝から先生を待って話すことや聞いてもらいたいことをメモして準備していたけれど、毎回、今日も話せなかったと話していました」

こう書いていたのは、九〇代の母親を最期まで自宅で支えて看とった六〇代の娘さんだった。

看護主任の深沢は日頃から訪問時間が短く、患者の想いに寄り添って十分に話をきけていないのではないかと感じていた。それだけに、娘さんの言葉はショックだった。そして、亡くなった後であったため、患者に申し訳なく悔やまれ涙が止まらなかった。患者や家族の声を積極的に聞き、思いにも寄り添う看護をしたい、声に応える取り組みをしたい。私たちにできることがあるはずだと、深沢たち在宅・療養支援チームは話し合った。

浦和民主診療所では、毎年事業所目標を立てており、二〇二二年度は、「患者が望む個別性の高い医療・看護を多職種の協働のもとに提供していく」というものだった。診療所の通常業務の枠にとらわれない、新しい取り組みや企画が職員に期待されていた。

「患者が望む個別性の高いケア」とは、どうしたら実現できるのだろう。深沢はチームで日ごろの思いを語り合い、リーダーとして一つの企画書を提出した。

名称は、「ゆめ企画」。

日々の暮らしには、医療保険や介護保険のサービスでは支援できないこともたくさんある。病気や加齢により、以前は何気なくやっていたことができなくなり、あきらめたりしたこともあるだろう。職員が少しでも手伝うことで、その人らしい、いきいきとした時間が増やせないだろうか、という思いが込められた。

まず、患者さんの家族に、『やってみたいけど、あきらめていたことありませんか？』というアンケート用紙を配り、よかったら書いてみてくださいと気軽に渡した。回答しやすいように、たとえば外食に行きたい、家族写真がとりたい、思い出の品の整理がしたいなど、いくつか具体例を示した。


妻と二人暮らしで八〇代の北方さんは、重度の認知症と前立腺がん、腰椎圧迫骨折などがあり、車いすで生活している。車いすへの移乗はできても歩行は難しい。外出は、送迎でデイサービスに通うのが精一杯だった。アンケート回答用紙には、ご両親とお兄さんが眠る「お墓参りに行きたい」と書かれていた。

北方さんは訪問診療に行くと、いつもにこにこしていて、とても穏やかである。しかし自ら「ゆめ」を言葉で伝えることはできない。聞けば、以前はお墓参りは夫婦の散歩コースで二人の楽しみだった。しかし、そのお墓参りに二年以上行けておらず、それを妻はとても残念に思っている。看護職が手伝ってくれるなら、最後に墓参りをさせてあげたい。アンケートには、北方さんを思う妻・清江さんの思いが記されていた。お墓は車で三〇分ほどの墓地にあるという。

深沢たちは、浦和民主診療所の「ゆめ企画」第一号の実現に乗り出すことにした。北方さんのケアマネジャーにも趣旨を説明し、当日の準備を入念に行った。

一一月、うららかな晴天に恵まれた小春日和。深沢と事務職、ドライバーの三人で北方宅へ迎えに行った。車は医療生協さいたまの介護事業所ケアセンターうらしんのデイサービスで、車いすごと乗れるワゴンを借りた。朝夕のデイサービスの送迎に影響のないように、ご夫妻を乗せて墓苑に向かった。

「北方さんはずーっとにこにこしていて、それだけでも嬉しかったですが、清江さんもすごく喜んでくれて、ピンクのお花やみかんを用意してくれていました」

墓地に着くと、真っ赤な紅葉が青空に映え、秋の陽ざしが北方さんの車いすの背をやさしく温めた。

「北方さんは認知症がありながらも、以前やっていたようにお墓を磨いて、お花を供えて、墓前で手を合わせたんです。そして『もう少しで行くからな』とおっしゃったんです。私たちはびっくりしました。元気な頃の北方さんが戻ってきたようで。そして、妻が渡した赤い葉を大事そうに持ち帰ったんです。北方さんの願いを叶えることができたことやご夫婦の笑顔を見ることができ、こちらの気持ちまでスッキリしました」と、満面笑顔の深沢。

帰りの道すがら、清江さんの話も弾んだ。若いときの北方さんはけっこう頑固だったこと、今はにこにこして暮らすようになったけれど、「それは北方さんがみなさんにかわいがってもらうため、生きるための方法なのよ」と、妻ならではの分析も聞けて愉しかった。

わずか二時間余りだったが、充実した時の流れに心が満たされていた。「診療所の企画として、いろんな人の協力を得て実現できたこと、北方さん夫婦が心から喜んでくれたこと、自分もその場で同じ時間を過ごせたこともありがたいと思った」。

深沢は、北方さんがおみやげとして持ち帰った赤い落葉を思い出していた。

「ゆめ企画」第二号の準備も始まっている。

第7章

コロナパンデミックの試練を乗り越え、未来へ

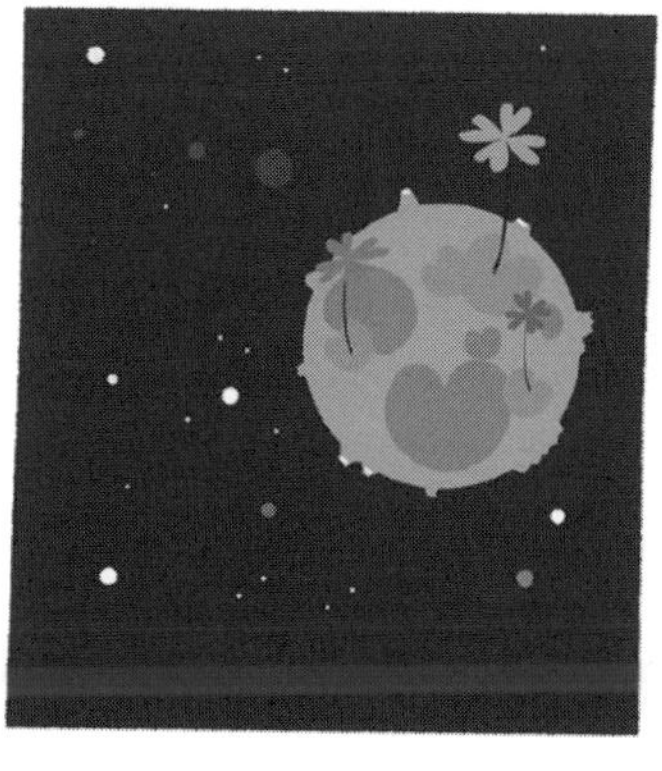

♥

二〇一九年一二月に第一例目の患者が発生してから
わずか数か月後でパンデミックとなった新型コロナウイルス感染症（以下、コロナ）。
未知のウイルスの蔓延は、社会全体に不安を拡げ、ときに分断を生み、
とりわけ医療現場が受けた重圧感と逼迫ぶりは、未曾有の惨事であったといっても過言ではないだろう。
医療生協さいたまにおいても、多くの職員たちが、COVID-19病床（以下、コロナ病床）や発熱外来の設置、
PCR検査やワクチン接種、職員への差別や偏見、人々の孤独や不安など
次から次へと現れる難題に対して、全力で立ち向かうことを余儀なくされてきた。
その日々は、けっして無傷なものではなく、多くの教訓や問いも残された。
本章で紹介できるのは、そうした体験のうちのごく一部にすぎない。
この試練の数々をいかに意味づけ、未来に引き継ぐことができるのか。
医療生協さいたまの理事長であり協同病院精神科の雪田慎二医師は、これらの体験の先に、
「心的外傷後成長*（ポスト・トラウマティック・グロウス＝post traumatic growth）」の可能性を見るという。
傷ついてなお成長を遂げる人間、傷みを知るからこそさらに豊かに成長する人間の可能性。
一人から仲間たちに、組織に、そして社会へ――この可能性に未来をつなぎたい。

＊心的外傷後成長（ポスト・トラウマティック・グロウス＝post traumatic growth）：悲しく辛い衝撃的な体験との精神的な葛藤や戦いを通して、人間的に成長する可能性があるという考え方。

「外傷後成長」を遂げた医療従事者たち

未知なるウイルスの上陸

二〇二〇年一月末、新型コロナウイルスの感染者が日本でも出始めていた。

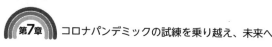

二月初旬、横浜に寄港した大型客船ダイヤモンドプリンセス号の船内で感染者が相次ぎ、連日、ニュース報道が騒がしくなる。同月一一日、WHO(世界保健機関)はこの新しい感染症をCOVID-19と命名し、世界に警戒を発信。厚生労働省は全国の保健所を通じて、受診者の渡航歴、発熱症状などを報告するよう、各医療機関に要請した。医療生協さいたまの病院、診療所なども外来での対応が始まった。

翌三月は一日時点で二三九例だった国内感染者は二〇日には九五〇例にふくれ上がり、すでに死者は三三名を数えた。発熱、のどの痛みや咳など、かぜのような症状から肺炎を起こし、急激に重症化する例が散見されていた。しかし、いったいこのウイルスがどのようなものなのか、感染経路や治療法などの明確な情報はない。にもかかわらず、感染拡大を見越すかのように各学校の卒入学式、イベントなどの中止が次々と発表され、人々の心にも影を落とし始めていた。

コロナ病棟を立ち上げる

三月二八日朝、緩和ケア病棟の看護長の平岡は、看護部長に呼び出された。県からの要請で、協同病院もコロナ患者用の病床確保を求められたという。従来の感染症指定医療機関だけでは足りなくなることは目に見えており、判断は急を要していた。看護部長は言う。

「これからの状況から考えれば、コロナ患者の受け入れは急性期病院の役割だというのが管理部の意向です。当面、八床つくるということでいろいろ考えましたが、病棟の造りや規模からいって緩和ケア病棟を、コロナの病床に活用したいと思います」

「えっ！　緩和ケア病棟をですか？」　平岡の胸にグッと突き上げるものが湧いた。

「コロナの病床にするんですか？」言われたことの意味をのみ込むようにして言う。「あの、コロナの患者を受け入れたほうがいいのはわかります。でも、緩和ケアの患者さんはどうするんですか？　いま八人います。もうすぐ看とりの方もいます。この患者さんたちのことがどうなるのか、はっきりしないと私としては……」。平岡の頭にはベッドにいる一人ひとりの患者の顔が浮かんでいた。

緩和ケア病棟は、がんなどの疼痛治療をはじめ、精神面を含むトータルな症状の緩和を担う重要な病床である。平岡たち看護職は手厚いケアのスタイルを築いてきた。それだけに、「なぜ？ 緩和ケア病棟をつぶすっていうこと？」との疑問が心に渦巻いたのは確かだった。

その一方で、「やっぱりな」という気持ちもどこかにあった。患者の隔離を引き受けるとすれば、独立した個室がある病棟が適しているのは明らかだ。看護部長は平岡の心が見えたかのように答えた。「もちろん、緩和ケア病棟の患者さんたちを守るのは当然です。緊急の要請なので、コロナが治まればまた緩和ケア病棟に戻せると思います。でも今この事態をどう受けとめたらいいのか。あなたも看護の管理者として、一緒にこの決定を支えてほしい」

看護部長は平岡に、コロナ病棟の看護長として引き続き病棟を仕切ってもらいたいと言う。

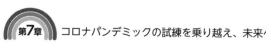

簡単に「はい」とは言えなかった。しかしどう考えても悩んでも、結局行きつく先は一つであることもわかっていた。「やるしかないんだ」。心は波立つが、この渦にのまれているわけにはいかない。「やる以上は患者さんも職員も絶対に守らなくちゃ」平岡は心の舵を切った。

二日後の三月三〇日、協同病院は管理者会議でコロナ患者用の病床確保を正式に決定し、緩和ケア病棟をコロナ病棟に転換することにした。ただし、口外無用。各都道府県の病床はどこの病院にどれだけあるかは県民には公表されず、何床確保したうち何床埋まったか、といった数字だけが発表されていく。公表されないがゆえの苦悩と対峙しなければいけなかった。

緩和ケア病棟の衝撃

翌三一日朝九時半、公休や夜勤明けをふくめた緩和ケア病棟の全職員が集められ、「県の要請に応えて、緩和ケア病棟を休止し、コロナ病棟に切り替える」ことが発表された。平岡は看護部長らとともに職員に決定を伝え、理解を求める立場となっていた。

「私はこのメンバーで一緒にやり抜きたいと思っていますが、一人ひとりに意思を確認します。家族とも相談して、明日、返事をもってきてください」

突然の通告に、ショックで泣き出す者、驚きで唖然とする者、なかには「私たち選ばれたんだよ」と前向きにとらえようとする者もいた。それぞれに不安と興奮、迷いが入り交じる。とはいえ、その日の夕方にはさっそく院内の感染管理認定看護師による学習会が開かれた。自分や家族にうつらないかと不安に怯える職員に、正しく防護すればうつらないという医学的な知識と具体的な防護のしかたが伝えられた。緊張一色で始まった学習会も、終わったときには少しほころんだ職員の顔もあった。「プロの看護職としてやっていこう」と。

一方、緩和ケア病棟の入院患者たちには他病棟への移動を説明した。患者たちはみな優しい。「大変なときだから、しかたないね」と、全員が病棟移動を了承してくれた。

移動する患者のケアは、緩和ケア認定看護師である主任に異動してもらい、任せることにした。彼女にとっても衝撃の病棟休止、まさかの異動。苦渋の人事だったが、緩和ケア病棟の患者さんには病棟が変わっても顔見知りの看護職がケアに来ることで、少しでも安心をつないでほしい。その平岡の願いと自分の役割を理解した主任は、持ち場を分けることに同意し、「みんなの思いはつなぐし、大切にしてきた看護は守り続けます」と平岡に伝えた。

この言葉を主任にもらって気持ちがさらに固まったと、平岡はのちに振り返っている。「信頼する主任にまかせて前に進もう。彼女の思いも引き継いでコロナ病棟をやろう」

結局、緩和ケア病棟の看護職一七人は、ほぼ全員コロナ病棟に残った。「変わらずにていねいにやっていこうね」と、ある職員が言った。すでにコロナ患者は、感染したというだけで周囲から責められかねない状況だった。そのうえ隔離され、家族や社会からも完全に隔絶されてしまう。だが平岡たちは確認し合った。これまで通り患者さんに接していこう。緩和ケアの心を貫こう。感染者でなく、一人の人間として——。

「マスクがない！」ゼロからの病棟づくり

一夜が明けた四月一日には、緩和ケア病棟は空になり、新たな病棟づくりが始まった。しかし、コロナ病棟の作り方などというマニュアルも手順書も、何もない。看護職たちはグループに分かれて、部屋の配置から作業手順、患者隔離上のルール、リネン類や防護具の取り扱いなど、資料を調べてはまとめていった。まさにゼロからのスタートだった。当時はワクチンはおろか、検査も治療薬も普及していない。そこへ来て、マスク不足、資材不足が始まっていく。

平岡たち現場の看護長らは自らも学びながら、職員への学習会や情報提供、交流などを進めていった。コロナ病棟は以降、埼玉県の病床として扱われ、保健所の指示で軽症から酸素吸入の必要な中等症患者まで受け入れ、重症患者はさらに別の指定医療機関に搬送するという設定で患者を受け入れていった。外来では翌二日から発熱外来を設置。入口では患者の重症度や受診目的に応じて対応するトリアージが強められていった。

入院患者は六日目から、立て続けにやってきた。平岡は、患者を守るためにはまず職員を守らなければならないという構えで、毎日出勤する一人ひとりの顔を見ながら、「今日はどう？」「体調大丈夫？」「頑張ってる、よくやってるよ」など、努めて明るく声をかけ、励まし続けた。

慣れないガウンやフェイスシールドなどの防護具に身をつつみ、患者には眼だけしか見せられないケア。感染防止のために一度の作業は一五分という時間制限のなかで、バイタルサインチェック、食事の提供から清掃まで、大急ぎでこなさなければならない。それでも、緩和ケア病棟でしていたように毎朝、患者に温かいコーヒーを淹れて、一人ひとりに提供した。「〇〇さん、おはようございます。担当の△△です！　今日一日よろしくお願いします」などと書いたメッセージカードを病室に届けながら、少しでも不安をやわらげてもらおうと、スタッフたちは懸命に看護にあたった。

埼玉西協同病院の試練

そのころ、所沢市にある埼玉西協同病院（以下、西協同病院）では思わぬ事態が起きていた。二〇二〇年四月、複数の職員のコロナ陽性が確認され、それが小さな新聞記事になって以来、問い合わせが殺到した。当時は、病院などでコロナの患者が複数確認されると、ニュースなどで報道されたり、記者会見を行うことも少なくなかった。病院の電話は近隣からの問合せやクレームで鳴りやまず、ホームページのアクセス数が一日で百倍以上に跳ね上がった。もちろん日常の診療を止めるわけにはいかない。総看護長の小野木は急遽、院内の感染防止対策を確認し、全職員に教育・徹底すること、そしてその対応については現時点での科学的エビデンスにもとづいていることからも自信を失わずに行うこと、だれに聞かれても同じように応えてしっかりやっていこうと決めて、職員の意思統一をはかった。「感染した人が悪いのではない！」と。

所沢市は都心への通勤客も多く、県内でも早くから感染が拡がった地域である。西協同病院は、その後も二度のクラスターに見舞われることになるが、最初から一貫して、療養後に戻ってきた職員に対しては温かく接した。「おかえり、待ってたよ」などと書いたウエルカムボードを用意し、その後も「いつも通り」の対応で迎えた。「世間には偏見があろうとも、職員同士は支え合い、守り合う」姿勢で臨んだ。

実際に病院職員の子どもが「登園しないでほしい」と言われたり、西協同病院を受診した患者がデイケアや訪問介護を断られるといった反応も当時はみられた。小野木にも、自身が看護職だからというだけで、感染もしていないのに家族まで出勤停止にされた経験がある。しばらくは自宅に帰らずに病院近くのホテルから出勤して、急場を凌いだという。

次々と現れる目の前の問題が、初めて体験することばかり。総看護長の立場は、現場にいて患者や職員を守るのはもちろん、院長や事務長らとともに地域住民やマスコミなど対外的な矢面にも立たなければならなかった。しかし、ぶれずに現場を守り通せたのは、連携する協同病院や医療生協さいたま本部の後ろ盾を信じられていたからだという。それ以前に、泣き言をいっている暇も、他の選択肢もなかったのである。

つなぎとめた命

そんな西協同病院に持ち上がった次なる難関は、ある親子の受け入れを迫られたことだった。七〇代の父親の森さんと、四〇代で重度の知的障害のある娘の敬子さん。発熱がありコロナの検査をしたいという。聞けば、彼女の入所先グループホームで感染が拡がり、ホームは休止。その後に親子が発熱したとすれば、コロナの可能性は高い。敬子さんは平日をグループホームで生活し、週末は自宅に戻って森さんが単身で介護してきた。母親はすでに亡くなっており、親子一緒の受け入れが必須だった。

西協同病院の外来には隔離するための病室はなく、外来や救急で人の出入りは少なくない。病院の利用者や職員への感染などマネジメント上のリスクはけっして低くないが、森さん親子は他の病院ですべて断られている。ここで受けなければ患者を見捨てることになってしまう。小野木は社会福祉士らと相談して、親子の受診を了承した。

しかし院内の混乱に対応している職員にさらに負担をかけるわけにはいかない。そこで外来から少し離れた処置室に親子を案内し、その対応は自分が引き受けることにした。

すぐにコロナの検査指示を得るため保健所に電話をするが、案の定つながらない。ようやく指示をとりつけ検体を届けたが、判定が出るのは翌日だ。その間にも森さんの熱は上がり、息が切れて、とても自宅に帰せる状態ではない。ひとまずその日は外来に泊まってもらった。食事を運び、小野木も当直して親子を見守った。

翌日の結果は、陽性。敬子さんの症状は落ち着いているが、森さんは高熱だ。一刻も早く入院先を保健所に探してもらわなければならない。しかし、次の日になっても転送先は見つからない。小野木は結局、内外の混乱に対応しながら、森さん親子のために三日間病院に泊まり込んだ。夜中に部屋を訪ねると、「敬子のために死ねないんだ、俺が死んじゃったら敬子は一人になってしまう」と、森さんはうわごとのように訴える。呼吸状態はますます悪化しており、肺炎の危険が見てとれた。

「ここで死なせるわけにはいかない。なんとしても助けなくては」

管轄の保健所に何度問い合わせてもらちがあかないため、医師とともに協同病院のコロナ病棟への搬送を要請した。このままでは本当に命が危ないこと、そして重度障害の娘さんと親子同伴の入院が必要であると。その言葉に、協同病院と西協同病院の管理部は連携して動き出した。本来は、保健所の管轄を越えた受入れはできないところを例外的に保健所の了解を取りつけて、親子の搬送を実現したのである。

このときの的確な見立てと必死の行動、そして病院連携の動きがあったからこそ、ギリギリの判断が森さんの命をつなぎとめた。協同病院に入院した森さんの病状はすでに重症との診断で、翌日さらに専門病院に転送され、人工呼吸器につながった。

敬子さんを託されて

協同病院で森さん親子を迎えたのは、平岡以下、元緩和ケア病棟の看護職だった。森さんはすでに呼吸が苦しくて敬子さんの介護どころではない。しかし、敬子さんは個室にじっとしていられず森さんを探しに出てきてしまったり、そもそもマスクをずっとつけていることができず、プップッと唾を飛ばしたりする。食事や着替えも介助が必要なため、看護職は代わる代わる敬子さんに付き添った。

森さんは転院が決まると、「この子はほんとにいい子なんです。かわいいんです。この子のために生きなきゃならないから、治療に行ってきます。敬子をお願いします」と、かすれ声で頼んでくる。そして、敬子さんの好きな絵本二冊とお菓子、牛乳パックでできた鈴入りのガラガラの入った手さげバッグを、震える手で看護職に差し出した。

「敬子さんのことはちゃんと守るから、安心していってらっしゃい」

平岡らは病室で親子ツーショットの写真をとって森さんに持たせ、転送先に送り出した。

心細くなる敬子さんには、絵本を読み聞かせたりお風呂に入れたりと、できるかぎり手を尽くす。その甲斐あって敬子さんも、日に日に看護職と打ち解け、元気を取り戻した。

森さんは、一時は命を危ぶまれ、遺言も残すほど憔悴していたが、看護職が病院に送った新たな写真をきっかけに、生きる気力をとり戻したという。それは敬子さんの誕生日に、お祝いのメッセージパネルをかかげて撮影したもので、敬子さんの無邪気な笑顔が写っている。緩和ケア病棟では、患者の誕生日になると看護職がいつもしてきたさりげない日常の営みと丁寧な看護そのものだった。

敬子さんの無事を伝える手紙と写真が届いたとき、「そうだ、やっぱり俺は生きなきゃいけなかったんだ。敬子が待っている！」と、森さんは奮起したのだという。

やがて親子は待望の再会を果たし、森さんは西協同病院で回復することができた。小野木によると、森さんは一年がかりで後遺症のリハビリを受け、在宅酸素も外せて、今は元どおりの親子の生活に戻れているという。感染症管理の厳しい制約のなかで、二つの病院と職員が連携し、それぞれの力を発揮して、親子の命と暮らしを守ることができた。

この一例をみても、現場ではいかに多くのエネルギーが投じられ、心を尽くして、患者を救おうとしていたかを伺い知ることができるだろう。

コロナと暮らしの最前線としての診療所

各地域の診療所でも、新型コロナウイルス感染症の発生以降は嵐のような日々が続いた。初期は、熱があるというだけで門前払いされる患者たちを、看護職は診察につなぐのに必死だった。持病による発熱や明らかにコロナとは思えない場合であっても、診療所から病院を紹介することが難しくなった。検査依頼も保健所の電話がつながらない。救急車の救急隊員とやりとりをしながらなんとか病院に搬送してほしいと頼み込む一方で、患者や家族からは「苦しい、助けて！」「死なせる気か！」と電話口で責められるなど、板挟みの立場に置かれることが何度もあった。

二〇二〇年一〇月からはそこにＰＣＲ検査が加わった。検体を採取するスペースや換気・動線の確保、検査センターの結果を患者に報告するまでの一連のプロセスなど、仕事は倍増した。

看護長は不安げな職員の先頭に立って検査をやり、あらゆる連絡窓口として、事務職と問合せの応対や苦情処理もおこなった。

二〇二一年四月にワクチン接種が始まったときには、一斉の予約申込で電話回線がパンクした診療所もある。急いで回線を増やし、電話の対応職員を増員し、休日返上で予約と接種に追われた。予約できない住民からは罵倒され、疲弊する職員も多数いた。それでも感染による症状の悪化が懸念される在宅の高齢患者を一軒一軒訪問して接種に回ることもあった。

感染拡大でデイケア施設などが休業し、行き場を失った一人暮らしの高齢者、失職や休業で減給した患者、一人親家庭の親子、そもそも経済的に困窮している外国人などへのコロナによる影響は生活の基盤さえ奪っていた。連携するフードパントリーや食料支援を紹介し、ときには弁当や薬をアパートのドアノブに提げに行く支援もした。

ある診療所では、真夏に冷房のない部屋に寝ていることを知り、災害用のスポットクーラーを購入して無償で貸し出した。コロナと熱中症を合併して高熱に苦しんでいたからだ。また別の診療所では、一人暮らしの自宅療養者に毎日電話で安否を確認し、励ましの声をかけ続けた。就職して故郷から首都圏へ出てきた途端、コロナに感染した若者は、周囲に身寄りも友人もなく、日に一度の看護職の電話を心待ちにしていたという。

患者だけでなく職員のメンタルケアも重要になった。ある診療所では、不足するマスクが寄付されたとき、職員全員に二枚ずつ配り、看護長が一人ひとりに手紙を添えた。「いつも助けてくれて、ありがとう」「心配なことがあったら、いつでも相談してね」

職員自身が感染への不安や疲労をかかえ、医療従事者への周囲の目を気にしていたこともある。患者を支えられる看護職でいるために、自分たちのメンタルを支え合うこと。そのために率先して行動し、言葉をかけること。コロナ禍の日々ほど、看護長という仕事に与えられた役割の大きさを骨身にしみて感じた体験はなかったそうだ。

他方で、地域の組合員や住民の協力をこれほど感じたこともなかった。不足する衛生用品の寄贈、フードパントリーなどへの寄付やボランティアは尽きなかった。マスクを手作りしてくれた人々はいったい何人いただろう。毎日早くから雨合羽をガウンやエプロンに加工したり、中高生がフェイスシールドを作って送ってくれたこともある。アームカバーの代わりは、ホームセンターのネギ袋が活躍した。

三年を経て、社会は徐々にコロナウイルスへの免疫を獲得しているが、また新たな危機がいつ発生するとも限らない。診療所の看護職はこれからも地域医療と住民の生活をつなぐ窓口として、コロナ禍での経験と学びを活かしていくに違いない。

外来での看とり——ただ一人での安置

協同病院の外来では、救急車で運ばれてきた患者がそのまま亡くなる例もあった。ある高齢者施設でクラスターが発生したときのことだ。救急車で運ばれた男性はすでに呼吸状態も悪化しており、外来の救急室で死亡してしまった。このときたった一人で遺体の安置まで行った看護職がいた。発熱外来をはじめ、感染者対応を担ってきた外来の看護師の高井だ。

亡くなったとはいえコロナの感染者ということで、そこからウイルスを持ち出すことは絶対にできないとされていた。扉の外には、外来の一般患者や忙しく立ち働く職員がいる。高井は感染防御具のフル装備で一人汗だくになりながらご遺体を整え、ストレッチャーで地下の霊安室まで運んだ。チャック付きのビニール製の黒い納体袋を二重にし、遺体を納めて密封する作業をただ一人でやり切り、宇宙服に身を包んだかのような葬儀社員に引き渡した。

当時は家族が顔を見ることも立ち会うことも許されない。そのまま斎場へ運ばれるとすれば、自分がこの患者の姿を見る最後の人間になる。あの世とこの世のはざまで、患者も自分も、言いようのない瞬間を過ごすことになってしまった。

ストレッチャーや室内を消毒薬で拭き上げるまでを、無言のうちに行い、また次の患者に開け渡さなければならなかった。

「これが人間の最期でいいのだろうか」

そう感じながら、自分がせざるを得なかった重圧感は、今も忘れられないという。

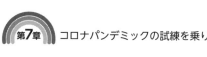

納体袋にあじさいの花を

協同病院のコロナ病棟は、二か月半ほどでいったん感染の波が引き、患者がいなくなったため、従来の緩和ケア病棟に戻った。だが、夏になるとまたコロナ病床が必要になり、その後は他の病棟にコロナ病床を設置した。コロナは肺炎症状を特徴としており、しだいに高流量の酸素吸入や腹臥位療法、やがては抗体カクテル療法など、時間の経過とともに悪化を防ぐ治療が施されるようになった。

東京オリンピックと重なった第五波では、一二床に増やしていた病床でも間に合わず一五～一六人もの患者を受け入れたこともあった。一人退院するとすべての清掃・消毒、カーテンの付け替えまでフル装備の看護職がやり、待ち構えていた次の患者が入ってくる。不安で泣いてしまう患者、持病や認知症のある高齢者、年齢も二〇から八〇代までと幅広くなり、外国籍の人もいた。言葉の通じない患者のためにと、多言語の説明書を作ることもした。

無念にも命を落とした患者もいた。軽症・中等症者対象の病床とはいえ、当然、入院後に重症化することもある。気管内挿管しても次の搬送先が見つからない方、ある意味、いのちの選別かと言われた状況も、医療現場には存在した。家族に一度も直接会えずに亡くなった方、逆に入院中に家族が亡くなってしまった方もいる。

看護職は家族からのお守りを届けたり、途中からは面会制限を余儀なくされた患者のためにタブレットで短時間のオンライン面会を行ったりもした。通常であれば、最期にはベッドサイドに付き添って、手を取ったり声をかけたりすることもできるが、それが叶わない。人間の温もりを伝える、望ましい看護ができないつらさも味わった。

だからこそ、あじさいの花が好きだった患者には、お迎えの車が来るまでのわずかな時間に、病院の敷地に咲く薄紫色のあじさいを走って摘みに行き、気持ちを込めて納体袋にそっと添えて見送ったこともある。

現場で働き、現実に向き合わざるを得ない職員は、黙々と粛々と、患者の心に寄り添い続けた。新たなコロナウイルスの波が収まるたびに観戦だ旅行だと浮き足立つ人びとの心は、残念ながら医療や介護の現場で働く看護職にはほど遠かったという他ない。

友人や家族にも詳しいことが話せなかったり、同じ医療者であっても、コロナ病棟の実際を知らない人からは敬遠されたりすることもあった。

そんな自分たちのメンタルヘルスを守るため、病棟の保健師がお互いをねぎらい合う「GOOD　JOBカード」を提案したり、くり返し学習会を開くなどの取り組みもおこなっていた。

看とりの後の心残りや、日ごろの胸の内を出し合うカンファレンスを設け、仲間どうしで支え合っていたという。

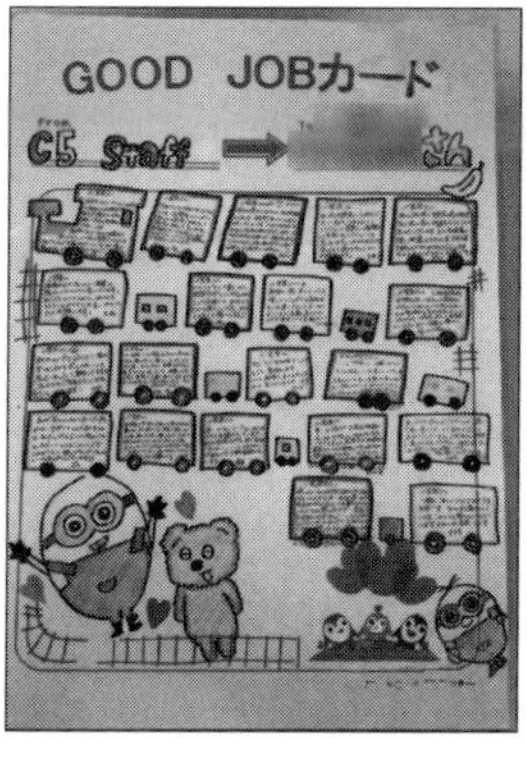

「GOOD JOB カード」を作って、職員同士励まし合った

この体験を未来につなぐ――「心的外傷後成長」へ

コロナ禍で最前線に立っていた看護職が体験していた見えない苦労、苦悩とはどれだけのものだったのか。とりわけ最初の一年はワクチンもなく、入院しても治療は限られてい

たため、実際のケアの大半は看護職が担い、見守るしかなかった。重症化すれば転送するという想定も、その転送入院の行政の指示系統システムが不十分で、ストレスを感じる場面も多かった。

患者の前では愚痴も不満もめったにこぼすことはない看護職だが、コロナ政策については、もっと現場を知ってほしい、現場の声を反映してほしい、というフラストレーションを語る者が多い。コロナ禍で一気にあらわになった日本の公衆衛生体制や感染管理対策の不足、保健所の脆弱さ——、これらゆえに、より過重な労働・外傷体験を余儀なくされた医療従事者が少なくなかったことは、事実である。

最初のコロナ病棟を担った平岡は、病棟運営が軌道に乗った後、自覚のないまま肺炎を患い、ドクターストップで休暇をとった。張り詰めていた意識の下で体が悲鳴を上げていた。

外来で一人で遺体の安置をおこなった高井も、第一波の混乱の後、ふと動けなくなり一週間の休みをとった。心身のバランスをとり直す必要があった。

ある診療所の看護長は悪夢にうなされた。「早くしないと、命が危ない！」と、焦って電話に向かうシーンが何度も夢に出てきたという。また別の看護長は、コロナ患者の白く濁ったレントゲンの肺炎像を見て、「これは、まずい」と、診療放射線技師と慌てるシーンをくり返し夢に見た。

いずれもキャリアの長いベテランの看護職で、さまざまな医療現場をくぐり抜けてきた経験者だが、その看護職たちにとっても、コロナ禍がいかに過酷な日々であったのか想像できるエピソードだ。満身創痍で現場に立ち続け、家に帰って夢のなかでさえ患者のためにと精一杯だったに違いない。

前述の雪田医師は、こうした数々の体験を乗り越えた先に、「心的外傷後成長」の可能性を見るという。これは、傷つきながらもなお成長を遂げていく人間、あるいは傷みを知るからこそさらに豊かに成長できるという、人間の本質をとらえた概念である。例えば被爆者がその熾烈な体験を乗り越えて、世界平和を訴える使命をもって人生を生ききる姿や、末期がん発覚のショックから立ち上がり人生の意味を生き生きとつかみ直す患者などに、人間の無限の成長を感じてきたのだという。

実際にコロナ病棟を担当した協同病院の看護職へのアンケートをみると、当初の心境は、「びっくり／話が急すぎる／自分にできるか心配／自分が家族に感染させてしまうのではないか／良くないことばかりを想像」、といった不安な気持ちが前面に現れるものが目立った。しかし、病棟経験後の回答では、「一つの目標に向かって職員全員が考え、団結することができた／患者のためのアイデアを出し合えた／受け身ではなく自らどうしたらいいかを考えて行動できた／これからも質の良いケアをやっていきたい／この経験が自分の糧となり自信につながると思う」というように、達成感や自己効力感に満ちた言葉へと変わっている。

雪田医師は、コロナ体験を単に大変な目に遭ったととらえるだけではなく、その難局で傷ついたからこそ新生しうる成長の起点として意味づけ、これらの看護職を次のように評価した。

・医療従事者としての使命感を発揮し、医療全体に貢献する姿勢をつらぬいた。
・普通に医療を受け、普通に（尊厳をもって）死ぬことが許されなかったなかで、看護の心と技術が活かされた。
・さまざまな心の傷を負いながらも、職員の医療人としての成長につながり、集団としてもプロフェッショナリズムが深化した。

これらはみな未来に誇るべき成果といえるのではないだろうか。

今後も、新たな感染症の流行や災害などの困難が訪れることもあるだろう。しかし、今回の一人ひとりの学びが、知恵となり力となって仲間たちに引き継がれ、組織の成長につながっていくはずだ。その組織の成長が地域医療を支え、社会の新しい活力として蓄えられるのではないか。その可能性に未来の希望をつないでいこう。

座談会

看護部の30年

参加者

牛渡 君江
（看護分野統括部長・けんこう文化統括部長）

高橋 恵子
（老人保健施設みぬま　管理看護長）

養田 亜矢子
（本部 事業部　次長）

小野寺 由美子
（埼玉協同病院　看護部長）

千葉 妙子
（熊谷生協病院　総看護長）

岡田 美智子
（埼玉協同病院　看護副部長）

岩隈 望
（さいわい診療所　管理看護長）

司会

見川 葉子
（看護分野統括副部長・本部 保健看護部　部長）

看護の心と三〇年の実践を振り返って

医療生協さいたまが誕生して三〇年。
看護管理者として何を目指し、
どう実践してきたのかを振り返り
今後の課題についても思いをめぐらせた。

地域に飛び出し求められたこと

見川　医療生協さいたま三〇周年を記念して「続地域とともに産み・育み・看とる」が発行されます。
　はじめに、ちょうど看護歴三〇年を迎えられた本編集委員会委員長の岡田さんからお願いします。

岡田　九二年二月、協同病院に入職しました。その後九八年一一月に当生協の病院や診療所などに併設していない「単独型」の訪問看護ステーションを草加市内に開設することになり、オープニングスタッフとして異動しました。

　草加市での初の事業所ということで、組合員から本当に喜ばれました。

　オープン初日から組合員は代わるがわる事業所に足を運んでくださいました。所長と私は若かったこともあり、組合員は生活者の目線で、「患者さん宅を訪問したら靴をきちんと揃えて入るように」といった、社会人としての礼儀作法なども含めて教育してくださいました。

　また、草加市がどのような地域なのかを教えながら、開業医などへの挨拶回りも一緒にしてくださいました。

当時は介護保険制度が始まる前で、訪問看護の認知度も低く、各医療機関が連携して地域全体でみていくといった考え方は一般的ではありませんでした。地域に他法人の訪問看護ステーションができることについて、地元の開業医のみなさんには抵抗があったようでした。なかには、「看護師が何しに来たのだ」と、あからさまに言われることもありました。挨拶に行っても、顔も見てくれない、パンフレットも受け取っていただけないときは辛かったですね。でも地域の組合員さんはそんな私たちの隣で熱心に寄り添ってくれていました。その期待に応えたいという一心で、一生懸命取り組んでいました。

訪問看護は、医療そのものというより生活の支援を求められていたように感じました。まだ介護保険制度導入前でしたので、福祉用具の活用など住宅の環境も整っておらず、高齢者を浴室まで抱きかかえ浴槽に入るなど、利用者の生活の中にそのまま入っていったように思います。

当時は、無我夢中で働いた時期だったと思います。その後、病院や老人保健施設などを経験しましたが、訪問看護は私のなかで医療機器などに依存せずに行う看護の基本を学ぶ経験になりました。

見川　次に本編集委員会副委員長の岩隈さん、当生協に入職したエピソードや心に残る体験などを含めてお願いします。

岩隈　私は二〇〇八年に入職しています。その前にジャイカ（ＪＩＣＡ）で二年、海外ボランティアを経験しました。その国では人種的に差別を受けている方たちを担当していました。

帰国して数年間、行政機関で保健師の経験はしたけれど、何か違うと感じました。知人に「県内の信頼できる病院で働きたい」と言いましたら、「だったら、医療生協さいたまかな」と勧めてくれ、浦和民主診療所で働くことになりました。

ここまで続けてこられた理由は大きく三つあると思います。

まず、社会的に虐げられている人たちに寄り添う看護がごく普通に行われていたことです。研修でそういった理念の学習会もありましたし、職員の前向きな姿勢にもすごく共感しました。

印象に強く残っている事例があります。人間関係が築けず、何をするにも受け入れてもらえない対応がすごく困難な在宅の患者さんに、看護職全員が疲弊していたカンファレンスの場で「これ以上、頑張ることはできません」と悲痛な意見が次々と出されました。その時、所長である医師から一喝されました。「だから、うちが診るんじゃないか。うちが診なくてどうするんだ」と。その後、試行錯誤を繰り返し、その方への対応を諦めることなく最期まで看とることができ、私の中で診療所の使命とは何かをつかむ大事な経験になりました。

二つ目は、私は保健師の資格を持っていましたが、臨床で保健師として働くイメージが湧かなかったので看護師として働きたいと申し出ました。でも当時、看護長から「あなたは保健師なのだから、保健師としての役割を地域で発揮しなさい」と求められました。

地域の健康づくり、地域のヘルスプロモーション活動が保健師の役割だと助言をもらいながら団地や駅前で健康相談会を行いました。看護職だけでなく、他職種の育成という意味でも、徐々にみんなで駅前に出向きました。

相談会では、私たちの前を素通りする人もけっこう多く、本当に困った人たちはどこにいるのだろうと検討し、公営競技場では立ち寄りやすいように健康チェックと健康相談会を一緒に取り組みました。

そこには指詰めをしている人、病院や健診にも行ったことがない人、血圧を測ってみたら二〇〇という方もいました。社会の裏側というか、病気が起こる背景を理解するきっかけにもなり、思い切って出かけてよかったと思いましたね。

保健師の活動として、自由にアイデアを出して実践するよう求められたときは戸惑いましたが、始めると楽しくなりました。「お金にならないようなことはやめなさい」なんて言う人はいませんでしたし、そういったこともやりがいにつながってきたのかなと思っています。
最後の三つ目は、心から信頼できる医療機関であったところです。例えば、医療事故が起きた時の職員へのヒアリングにしても真摯な向き合い方でした、患者ファーストがベースにあるということ。ほかにもありますが、これらがこの一四年やってこられた理由ではないかと振り返りました。

介護事業の展開と看護職の役割

見川　介護保険制度ができてから医療生協さいたまでは、介護事業が急速にすすめられてきました。医療生協さいたま本部事業部の養田次長からお話ししていただければと思います。
養田　訪問看護ステーションは、最初の一歩を踏み出した職員たちのたくさんの苦労や涙の上で大きく発展してきました。私は介護保険制度が始まったころ「医療生協が一番地域に根ざした訪問看護をやっている」と紹介を受けて入職しました。
岡田さんたちが草加市にスタートさせた訪問看護ステーションは、二四時間三六五日のサービスを提供する看護小規模多機能型居宅介護やグループホーム、地域包括支援センターなど、複数の訪問系介護事業を持つ複合施設になって大きく発展してきています。組合員さんの参加、協力、支援は今も続いています。今では、訪問だけでなく地域のみなさんとともに「迎える場所」になったと感じます。施設に行く度に、組合員のどなたかが草取りや花の手入れをして、周辺がきれいに整っているのには驚きます。職員もそのように地域の方々を迎える事業所としての役割が増えてきているんだと自覚した方がよいと思います。

今、訪問看護ステーションは介護保険制度の変遷に翻弄されつつ、大きくなったり、小さくなったりしながら地域に根をおろしています。

介護保険制度で変化したことは、ケアマネジャーのケアプランをもって訪問看護をしなければならなくなったことです。看護職の考える看護がそのプランに載っていないこともありました。

介護保険には、ケアプラン以外のことをやってはいけない決まりがあって、当時は大変やりづらかったのを覚えています。

在宅では、療養者というより生活者としてとらえることが大切です。医療処置も含め、生活での望みを叶えたり、要望を聞き出してその人の生活を豊かにしていく。そのために、どの制度にも当てはまらないこともあります。

例えば電球の取り替え、犬の散歩。これらは制度でまかなえない。ケアプランもありません。

しかし必要なことですから、組合員が組織しているくらしサポーター制度（有償ボランティア）を使うなどの工夫が必要となってきます。

コミュニティーケアコースでの育成

見川　介護事業の広がりによって、看護職の活躍の場も多岐に渡り、在宅で生活する方を支える職員を育てることも私たちの重要な課題として進めてきました。看護職の育成プログラム作りに関わってきた協同病院の小野寺看護部長からご報告いただければと思います。

小野寺　訪問看護ステーションは現在は一五か所。そこまで広がる過程では、職員の育成が必須の課題でした。

そこで医療生協さいたまでは、準備期間を経て二〇一四年から訪問看護ステーションに新人を配置する、「コミュニティーケアコース」を設置しました。入職一年目の新人看護職を、訪問看護ステーションから研修をスタートさせ、在宅療養をまるごと支えるための、力量向上を目的にしています。また育成のしくみとして、医療生協さいたまを四つの地域に分けて研修サポートセンターを置きます。新人が配置された事業所に近い病院、老人保健施設、診療所、訪問看護ステーション等が連携し新人を育成します。一事業所の看護職として育成するだけでなく、地域の財産となる看護職を地域で育てるしくみです。

病院でこそ基礎看護力を育成することができると考えるのが一般的とされる中、「私たちの看護理念に基づいたチャレンジ」でした。

そこから現在まで訪問看護ステーションに新人を配置するようにしています。

看護の質改善の取り組み

見川　次に医療という切り口から看護がどのような役割を果たしてきたのか、特に医療の質や看護の質のこだわりについて、協同病院での経験を千葉総看護長からお願いします。

千葉　自分たちが良い医療、看護を実践している自負はずっとあったのですが、第三者の方から評価していただこうと一九九七年、埼玉県（中小病院の部門）で二番目に病院機能評価を受審しています。

病院機能評価は、各専門領域（診療管理・看護管理・事務管理）の知識と経験を有する評価調査者がチームとなって実際に病院を訪問し、審査を行うのですが、そのとき高評価を得たのは、看護業務が効率的に改善されている点、患者の立場に立った医療を行っている点でした。それは自分たちの自信に、ものすごくつながりました。また、継続的に業務の質改善をすすめる環境と品質のＩＳＯの認証取得にも取り組みました。

また、看護職のスペシャリスト育成を育成制度に位置づけ、感染症や糖尿病、またがん化学療法の認定看護師の育成などにも取り組んでいます。

コロナ禍のなか、事業所で感染やクラスター発生があると、協同病院から認定看護師が現場へ飛んで行き、感染を最小限に抑えるなどの活動を行っています。感染防護具などの着脱方法についてチェックしたり、ゾーニングについて助言するなど現場で役立つ支援は大きな成果をあげています。

診療所や訪問看護ステーションなど小規模事業所での長期間に渡る研修派遣が難しい中、生協全体でスペシャリストが活躍しています。

倫理観の変遷と看護の役割

見川　医療の質を考える上で、医療倫理についても触れたいと思います。老人保健施設みぬまの管理看護長の高橋さんから報告をお願いします。

高橋　私は看護師になって四〇年ですが、医療の倫理観の変遷を見てきたと感じています。かつてはとにかく医療は延命、救命が第一でした。例えば人工呼吸器につながれたまま在宅で高齢者をみていくとか、高カロリー輸液を三六五日続けるような方も少なくありませんでした。意識があまりない、お話もできないといった方の家族のご苦労を見てきました。

二〇〇七年に厚労省から「終末期医療の決定プロセスに関するガイドライン」が出されました。患者本人にとって、胃ろうが適切かどうかをきちんと判断しなさいなどの内容が示されていました。そのあたりから、全国的にも、当生協でも倫理観が大きく問われてきたように思います。

医療生協では、一九九一年に「医療生協の患者の権利章典」をつくり、患者の知る権利や自己決定権を保障する取り組みをすすめてきました。組合員も「私の終末期要望書」の取り組みを行い、看護職も家族も含めて患者が自分の人生をどのように考え、今後どんな人生を過ごしていきたいか、全人的にとらえる視点を持とうと努力してきました。

その中で看護職は、まず患者や家族の思いを聞き取り、生命の分岐点に立ったときに、「倫理カンファレンス」をチームに呼びかけ、方針を出していくところに、かなりの力を注いできたように思います。

看護職は、倫理と科学の視点から患者にとっての最善を、患者・家族が選択できるように支援する存在でありたいと思っています。

千葉　熊谷生協病院では、患者の口から食べたいという思いを大切にしています。

摂食・嚥下《えんげ》を専門とする言語聴覚士はもちろん、口腔ケアを行う歯科衛生士もいます。歯科衛生士が口の中を全部チェックして、看護職と一緒に口腔ケアをすすめ、どうしたら食べられるか、試行錯誤を重ねています。

急性期病院から熊谷生協病院の療養病床に来る患者は、ほとんど口から食べることができなくて、鼻から管が入って経管栄養をしているか胃ろうや高カロリー輸液の点滴をしてくる方々が多いです。いま熊谷生協病院では五五床の療養病棟のなかで、経管栄養の方は四〇人、そのほかの方は高カロリー輸液をしています。気管切開の方は一〇人ぐらい。痰吸引は一日八回以上という方もかなりの割合でいます。

そのなかでどうすれば患者の生活の質を考えながら看護できるのか、患者の願いがどこにあるのかなどを常に考えるようにしています。

そのこともあり、在宅復帰機能強化型の療養病床ということで、在宅への復帰率が七割程度あります。そこにつなげる看護の質は培われてきたと思います。

在宅復帰につなげるためにとても重要なのは、訪問看護ステーションです。訪問看護との連携がなければ、患者の自宅での生活は実現できないと思います。

人間の可能性を最大限引き出すケア

養田　訪問看護ステーションは厚生労働省の政策によるあおりを受けています。病院の在院日数の短縮化の方針によって、これまで入院して対応していた人たちがそのまま在宅に戻ってくる状況がたくさん生まれているので、在宅は病室と変わりないと言えるかもしれません。病院でできることは在宅でもほぼできるよう家族でも簡単に操作できるような医療機械も開発されています。

医療依存度の高い人たちのケアを任されるときに、例えば、ただ闇雲に医療処置をこなしていくだけではなくて、その人たちの生活を豊かにしていきたいし、どんな病気であっても、どれだけの余命であっても、できるだけ多くの喜びを感じてもらうために、その人たちに合わせてケアをしていきます。

在宅で療養している人が胃ろうをつくる選択を迫られた場合にはメリットとデメリットの両面をご家族や本人がイメージできるよう伝えて、医師からの説明のサポートをするという感じで、後悔しない選択ができるよう心がけています。

胃ろうをつくらないと施設に入れない、または在宅に戻れないことが訪問看護の歴史では長く続きました。しかし最近は、鼻からの経管栄養の方が在宅に戻りたいと望まれるケースがとても増えています。ですが、それを在宅で管理するのは難しくて、毎年鼻からの栄養チューブでの悲惨な事故が報告されています。ご家族が安全に管理できるようにするなど、新たな課題も生まれています。

訪問看護の分野でも、いつまでも鼻腔栄養に頼っていないで自力で食べられるようになるよう支援していく取り組みを始めています。在宅生活を支える介護サービス「生協10の基本ケア」では、人間としての自立と尊厳を護り、可能性を最大限生かせるようにケアすることを目標にしています。

例えば、ふだんムセる人でも好きなものを食べるときはムセない現象はよくあります。危険をおかすことはできませんけれども、様子を見ながら経口摂取につなげて食べる喜びをなくさないように支援していく。鼻腔栄養だった方が在宅に戻ってから経口摂取できるようになったケースもたくさんあります。言語聴覚士が在宅ケアで活躍している事例も増えています。経口摂取をめざす過程で専門的な評価を実施するのですが、そこで内科医などとつながりながら進めているところです。

教育研修プログラムにＨＰＨとＳＤＨを貫く看護活動の展開を

見川　岩隈さんの報告にもあったように、本当に困っている人はまだ「医療」にたどり着いていないのではないかと考えられます。〝病〟があっても患者になれない方がいるということです。

臨床の場では、具体的にはどのようにすすめられていますか。

岩隈　さいわい診療所では、「今日のキニカンいますか」と、昼のカンファレンスで情報共有しています。「気になる患者さん」のことを「キニカン」と言っているんです。「今日の外来でいましたか」のように発信します。ただ、どうしても看護職ばかりになってしまいがちですので、なるべく他職種にも振って、「こういう人いたよね」とアンテナを張り、みんながＳＤＨの視点で患者を見られるように日々のところでお互いに学んでいくようにしています。改めて何かを大々的にするよりも細々とした活動、毎日の積み重ねが大事なのかなと思いながらやっています。

見川　協同病院ではＨＰＨ問診を取り入れていますね。ＨＰＨ問診とは、ＨＰＨネットワークの研究から導き出された「五つの健康の決定因子」である、運動不足・栄養不良・肥満・喫煙・飲酒についての問診です。内容を評価し、実践を試みていただくことで、中長期的な健康づくりに役立てていただくことがねらいです。最終的には禁煙外来に誘導したり、パンフレットによって、アドバイスをするなどを行っています。

整形外科病棟では午後三時になると音楽が流れ、患者さんが部屋から出てきて自主的に病棟の廊下を歩くのです。職員も一緒に歩きながら、心身の活性化と生活リズムを整える取り組みです。入院は行動制限などにより心身の活動が低下していますから。

次に、職員教育でのヘルスプロモーション活動を紹介してください。

小野寺　若手の保健師の活動の場としていわゆる

「まちの保健室」的なものがあります。地域のドラッグストアやショッピングモールなどに保健師が出向いて健康講座をやっています。

若手の保健師が医療機関のなかで自分の職能をどう発揮していくのかを真剣に考えることが、保健師の育成にもつながると思っています。HPHやSDHの視点を研修でしっかり学んでいますから、一人で地域の組合員の学習会にも出向きます。そこにはどのような要望があるのかを聴き取って、それに合わせて自分たちで講座を組み立てるところまでやります。

研修で、地域から学ぶしくみができているからこそ、地域からの要望で「こういうことを学びたいんだけれど、看護師さん、保健師さん、来てくれない？」とお声がかかったときに、「じゃあ行きましょうか」と、お手伝いできることは何でもして地域みんなが健康になれるようにしましょうとなるわけです。

牛渡　医療生協さいたまは、人々が多くの時間を過ごす家庭や保育所、学校、会社なども含め、全てが看護の対象だというふうにしているんですね。健康は、日々の暮らしの中で育まれ、それらの環境の良しあしが健康に大きく影響するからです。

東日本大震災後、廃校になっていた旧県立騎西高校に、福島県双葉町の方々が役場ごと避難されてきたんです。初期の頃より支援に入っていた、さいたまコープ（現コープみらい）の配慮により、避難所の健康支援を行ってきました。特に力を入れたのが避難者の食事です。避難された方々は三食、お弁当やおにぎり、パンなどの炭水化物中心の食事で持病の悪化や肥満の子どもたちが増加していました。それに対して何かできないかと考えました。野菜など栄養に考慮した食事の提供など特定の人にだけ特別な食事をつくるのは避難者の公平性を欠くと、反対する声も聞かれましたが、病人食二〇食を提供することが認められました。小学校の給食を作っていた調理員の皆さんに協同病院の厨房を使って病人食をつくる訓練を行わせていただきました。すると、検査結果が良くなっていくんです。町役場の方と喜び合ったのを覚えています。しかし、残念なことにこれらの取り組みは避難所の食事の有料化とともになくなっていきました。

このような経験もあり、災害があったり困った人たちがいたりしたら、まずその場に出向く。その場で起こっていることをつぶさに見て、対象の要求をつかみ、私たちは何をしたらいいか考える看護の基本は、私たちの伝統になってきているのではないかと思います。

最近ではフードパントリーや子ども食堂などもやっています。これは困っている場所に出向くというより、迎え入れる活動ですね。

フードパントリーで活動している皆さんは、どのような思いで活動しているのでしょうか。

若い人たちの貧困に向き合って

高橋 本当は子ども食堂をやりたかったんですけど、立ち上げたとたんにコロナになってしまって、食材を手渡すだけのフードドライブを協同病院・老人保健施設みぬま・医療生協さいたま本部の合同でやり始めたんです。市の介護保険課や地域包括支援センターにも声かけしたところ、地域のニーズが非常にあることがわかりました。子育て支援課をはじめ、行政からの紹介がどんどん来るようになりました。

利用者は、二〇から四〇代ぐらいの若い世帯の人たちが七〇%ぐらいを占めています。生まれたばかりの赤ちゃんを育てている二〇代の夫婦が、カップラーメン一日一個で生活していたとか、生活保護基準ぎりぎりの高齢者の方が杖をつきながら、毎月重い食材をリュックにつめて持って行かれるというのも珍しくありません。食材を提供するだけではなくて、協同病院の若手医師や看護職、社会福祉士は健康相談会を開催し、福祉制度につなげるという橋渡し役も担い、地域にはかなり浸透してきていると思います。

小野寺　協同病院では主任は研修に位置づけて、全員参加をめざしています。実際に参加してみると、こんなに若い世帯が困ってフードパントリーに来ていることを認識できたという声や、たしかな変化としては、病棟に入院している方たちが退院後の生活で困っていないかキャッチして、フードパントリーにつなげられるようになりました。それは大きな成果だと思います。

私たちらしく未来を拓くための歩みを刻んで

見川　私たちは地域で暮らす人たちが健康で幸福に生活してもらいたいと思い、様々なことにチャレンジしています。そもそもそれを覆す戦争行為は許せません。まず私たちは、健康の前提条件である平和な社会をつくるというベースにこだわっていますので、そういったことも看護教育のなかに組み入れてきました。

医療生協さいたまの合併に尽力され被爆者の援護と核兵器廃絶を求める運動の先頭に立ち続けた被爆医師の肥田舜太郎先生は、平和の大切さを私たちに伝えてくれました。そして「病気を治すのは、病人の体と心が病気と闘う力であって、医療人は疾病と闘う病人の肉体と精神を支えて、励まし導き指導する専門的な協力者でなければいけない」と、私たちに〝医療とは何か〟を投げかけ考えさせてくださいました。残念ながら核兵器禁止条約が国連総会で採択された二〇一七年に、一〇〇歳で亡くなられました。そういう先生の教えも大事にしながら、私たちの教育システムはできてきたと思っています。

また、本書に「すいせんの言葉」を寄せてくださった川嶋みどり先生からは、医療生協さいたま三〇周年記念の講演で、「平和を守りぬくことは人間の生きることへの保障であり、より良い看護の実践は平和であってこそ達成可能な課題である」という言葉をもらいました。まさしく私たちの実践は、それらに共鳴しながらすすめてきた看護だったのではないかと思います。

最後に、牛渡統括部長から三〇年を振り返って見えてきた課題についてまとめていただければと思います。

牛渡 合併当時の一九九〇年前後は、医療提供側にとっても、地域の人々にとっても転換期でした。「医療への市場原理の導入」と「疾病の自己責任論」の論調が強調され、それらを背景に、埼玉県内の六医療生協が合併し、組織の大きな力で押し寄せる困難に挑もうとしたのです。また、医療生協さいたまの活動を多くの県民の皆さんに知っていただくとともに、県民の暮らしと健康に関する声を皆さんの願いとしてつかみ、県政に届ける架け橋としての役割を果たしたいと考えていました。

「疾病の自己責任論」とは、極端に言うと、不摂生がたたって健康を害した人の医療を、国や行政が面倒をみなくてもよいという考え方ですね。「生活習慣病」という考え方が示され、病気の原因となる自己の生活習慣の改善が強調されるようになったこともその一つです。

それらの動向に対し、医療生協さいたまは「疾病の自己責任論」に対峙する「健康の自己主権論」の立場を主張してきました。

当時はがんの病名告知は、まずは家族に病名が知らされ、いのちの主体である本人へは偽りの病名が告げられるのが一般的な時代でした。そのような中で「医療生協の患者の権利章典」を掲げ、患者の権利としての「知る権利」、「自己決定権」、「受療権」などをいかに保障するか奮闘してきました。今日では考えられない時代でした。

近年になると「健康の社会的決定要因」が世界的な潮流となり、日本の医学教育にも取り入れられるなど、大きな変化を実感できる時代となりました。また、自己決定権を根幹とするアドバンス・ケア・プランニングにみられるように、三〇年のスパンでみると「健康の自己主権論」は、人権意識の高揚とともに、国民に認知されるようになってきています。

しかし、本書で紹介したように、社会経済的問題や国籍などによって健康を阻害されている事例は絶えることがありませんね。この現実を行政や関係機関に架け橋として伝えること、ヘルスプロモーションでいうアボドケイト（代弁者・擁護者）としての役割がこれまで以上に期待されてくると思います。これらは、合併の時に描いた、県民と県政の架け橋としての役割なのだろうと思います。

川嶋みどり先生は、本書について、「三年間のパンデミックのもとで、ともすると視野狭窄になりがちな時に、バラエティに富んだ看護を通じて、医療生協活動の未来へのロマンと確信を刺激される」とエールを送ってくださいました。

また雪田理事長は、コロナ禍での医療生協さいたまの看護を「使命感を発揮し医療全体に貢献した」「看護の心と技術が活かされた」「心に傷を負いながらもプロフェッショナリズムが深化した」と評価してくださいました。

世界規模のパンデミックのもとでの壮絶な経験は、新たなパンデミックや災害などの困難への対応力となり、地域の健康と暮らしを支え、社会の新しい活力につながるものと思います。

人々の暮らしと健康をめぐる環境は、激変の時代にあります。私たちは、これに翻弄されるのではなく、これまでもそうであったように今ある現実から見える将来を予測し、変化の先頭に立って歩みをすすめる看護職でありたいと思います。看護幹部は、その先頭に立ち、自らの責務を果たす存在でありたいと思っています。

見川　皆さん、長時間に渡りありがとうございました。医療生協さいたまの看護職が築きあげてきた到達点を、確信と誇りにしていきましょう。チャレンジの始まりです。「地域とともに産み・育み・看とる」を実践する看護職として、新たな一歩を踏み出していきましょう。

資料編

1.医療福祉生協の理念
2.民医連綱領
3.民医連のめざす看護とその基本となるもの
4.医療生協さいたまの安心ネットワーク

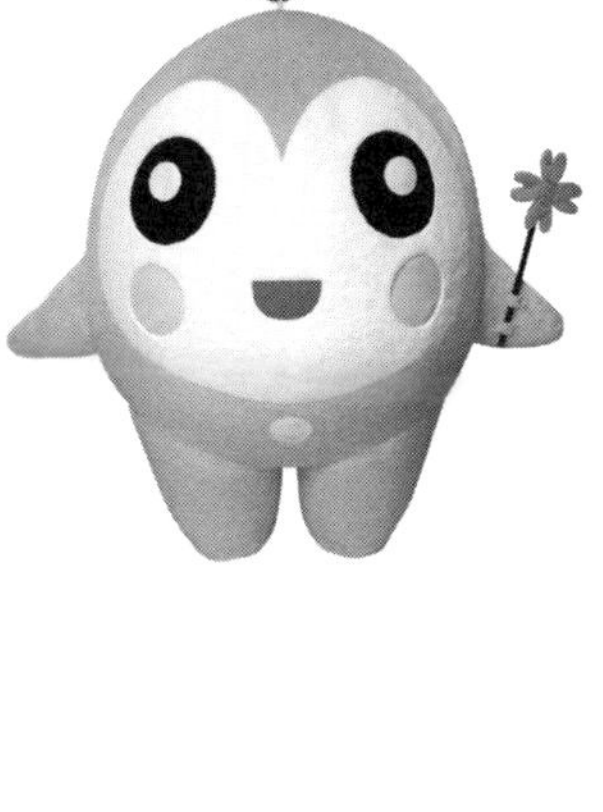

医療福祉生協の理念

【医療福祉生協の理念】

健康をつくる。平和をつくる。いのち輝く社会をつくる。

そのために

地域まるごと健康づくりをすすめます。

地域住民と医療や福祉の専門家が協同します。

多くのひとびとの参加で、地域に協同の〝わ〟をひろげます。

私たち医療福祉生協は、日本医療福祉生活協同組合連合会の設立趣意書をもとに、憲法25条（生存権）や9条（平和主義）、13条（幸福追求権）が活きる社会の実現をめざします。

私たちの使命は、地域まるごと健康づくりをすすめることです。

○私たちは、医療や福祉の事業、健康づくりやまちづくりの運動を通じて、平和や社会保障の充実を求める運動や環境へのとりくみをまちぐるみで総合的に進めます。

私たちは、地域住民と医療や福祉の専門家が協同する組織です。

○私たちの組織の最大の特徴は、ともに組合員として生協を担う地域住民と医療や福祉を担う専門職がそれぞれ主体者として協力しあうことにあります。その優位性を事業と運動の全ての場面で活かすことを大切にします。

私たちは、多くのひとびとの参加で、地域に協同の〝わ〟をひろげます。

○私たちは、ＩＣＡ原則にある「コミュニティへの関与」をもとに、地域の中に協同の〝わ〟を広げることを重視し、国際連帯の活動にとりくみます。

二〇一三年六月七日
日本医療福祉生活協同組合連合会　第３回通常総会にて確定

民医連綱領

私たち民医連は、無差別・平等の医療と福祉の実現をめざす組織です。

戦後の荒廃のなか、無産者診療所の歴史を受けつぎ、医療従事者と労働者・農民・地域の人びとが、各地で「民主診療所」をつくりました。そして一九五三年、「働くひとびとの医療機関」として全日本民主医療機関連合会を結成しました。

私たちは、いのちの平等を掲げ、地域住民の切実な要求に応える医療を実践し、介護と福祉の事業へ活動を広げてきました。患者の立場に立った親切でよい医療をすすめ、生活と労働から疾病をとらえ、いのちや健康にかかわるその時代の社会問題にとりくんできました。また、共同組織と共に生活向上と社会保障の拡充、平和と民主主義の実現のために運動してきました。

私たちは、営利を目的とせず、事業所の集団所有を確立し、民主的運営をめざして活動しています。

日本国憲法は、国民主権と平和的生存権を謳い、基本的人権を人類の多年にわたる自由獲得の成果であり永久に侵すことのできない普遍的権利と定めています。

私たちは、この憲法の理念を高く掲げ、これまでの歩みをさらに発展させ、すべての人が等しく尊重される社会をめざします。

一．人権を尊重し、共同のいとなみとしての医療と介護・福祉をすすめ、人びとのいのちと健康を守ります

一．地域・職域の人びとと共に、医療機関、福祉施設などとの連携を強め、安心して住み続けられるまちづくりをすすめます

一．学問の自由を尊重し、学術・文化の発展に努め、地域と共に歩む人間性豊かな専門職を育成します

一．科学的で民主的な管理と運営を貫き、事業所を守り、医療、介護・福祉従事者の生活の向上と権利の確立をめざします

一．国と企業の責任を明確にし、権利としての社会保障の実現のためにたたかいます

一．人類の生命と健康を破壊する一切の戦争政策に反対し、核兵器をなくし、平和と環境を守ります

私たちは、この目標を実現するために、多くの個人・団体と手を結び、国際交流をはかり、共同組織と力をあわせて活動します。

二〇一〇年二月二七日

全日本民主医療機関連合会　第三九回定期総会

民医連のめざす看護とその基本となるもの

■民医連のめざす看護（以下、「めざす看護」）■

民医連の看護実践の根幹に日本国憲法と民医連綱領をすえ、すべての人が人間らしく、その人らしく生きていくことをあらゆる場で援助する無差別・平等の看護をめざします。

■民医連のめざす看護の基本となるもの（以下、「基本となるもの」）■

【患者の見方・とらえ方】

対象をどのように見るか、とらえるかの基本となるもの

患者観：いのちの平等と個人の尊厳
人間観：変革し発達する存在
疾病観：生活と労働の視点
医療観：患者・住民と医療従事者の共同のいとなみ

【看護の視点・優点】

民医連の看護実践の基本となるもの

3つの視点：患者の立場に立つ、患者の要求から出発する、患者とともにたたかう
4つの優点：総合性・継続性、無差別性、民主性、人権を守る運動

【社会の見方・とらえ方】

患者や医療をとりまく社会、その時代や情勢をどのように見るかとらえるかの基本となるもの

いのち：人間の「いのち」にとってどうか

憲法：「日本国憲法」に照らしてどうか

綱領：「民医連綱領」に照らしてどうか

＊解説＊

◆「すべての人」とは、保健・医療・介護の対象である患者・利用者はもとより、看護が対象とする「あらゆる世代の個人、家族、集団、地域社会」をさしています。

◆「あらゆる場」とは、保健・医療・看護を提供する場はもちろん、健康な生活を実現するための会社や学校、そしてコミュニティなどを広く含んでいます。

◆「基本となるもの」は、「めざす看護」を実践するための行動や判断のよりどころとなるものです。70年に及ぶ「よい看護」の探求から獲得した民医連の看護の「視点・優点」、民医連の医療理念にもとづく「患者の見方・とらえ方」、全日本民医連41回総会方針で提起された「社会の見方・とらえ方」とします。

◆これは、民医連の保健・医療・介護などあらゆる場で働く看護職員の行動指針であり、社会に対して明示するものです。

全日本民医連看護委員会『民医連のめざす看護とその基本となるもの～民医連の看護の継承と発展のために～２０１６年版』㈱保健医療研究所、二〇一七年）より

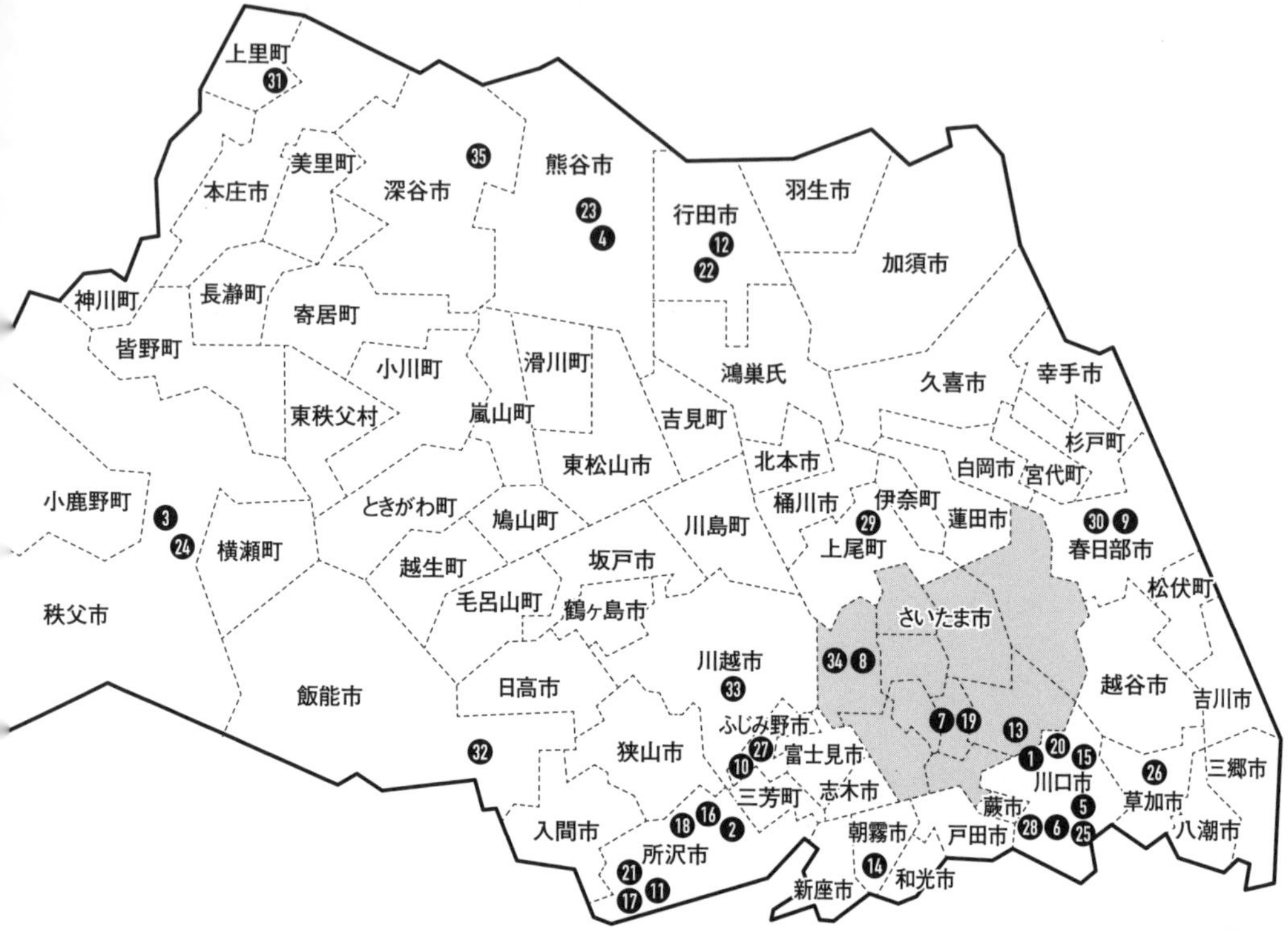

地域とともに歩む医療生協さいたまの
安心ネットワーク

❺さいわい診療所
(川口市)

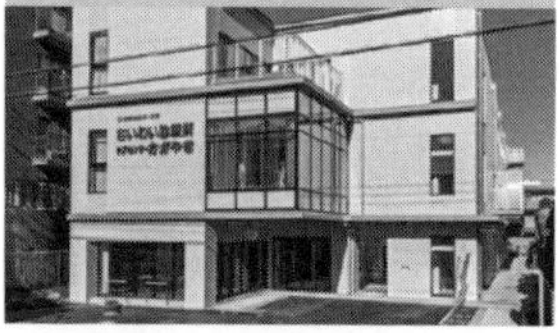

❻川口診療所
(川口市)

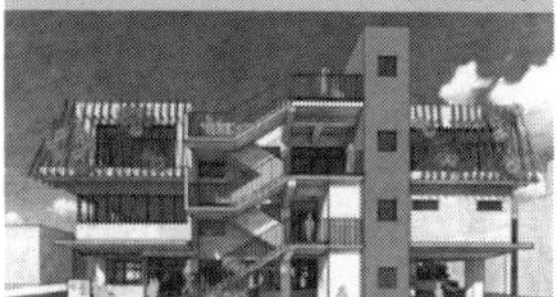

❸秩父生協病院
(秩父市)

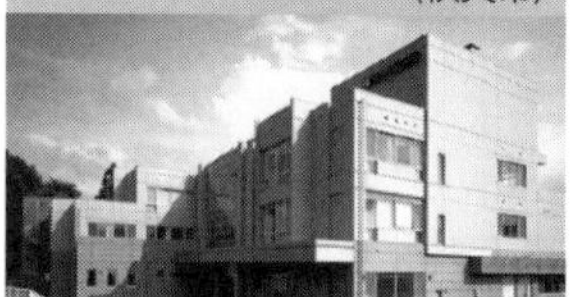

❶埼玉協同病院
(川口市)

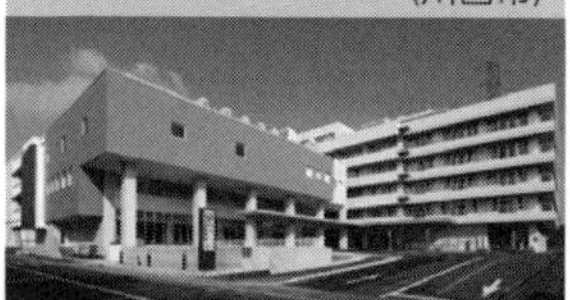

❼浦和民主診療所
(さいたま市)

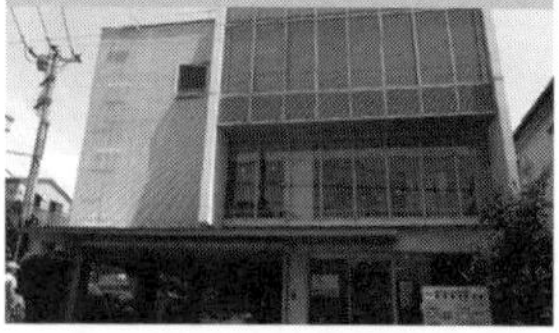

❹熊谷生協病院
(熊谷市)

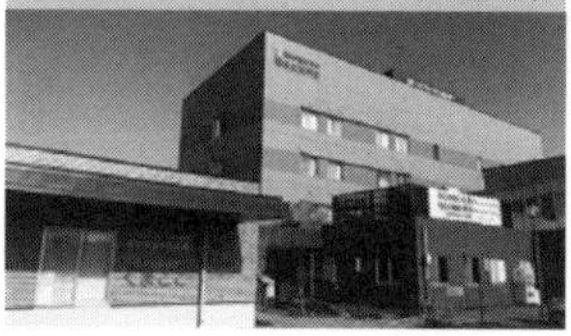

❷埼玉西協同病院
(所沢市)

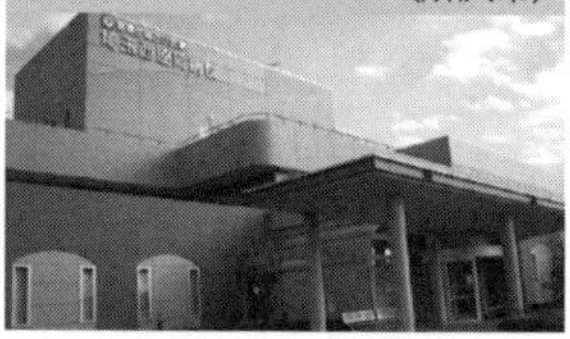

㉒ケアセンターさきたま
（行田市）

㉓熊谷生協ケアセンター
（熊谷市）

㉔生協ちちぶケアステーション
（秩父市）

㉕ケアセンターかがやき
（川口市）

㉖ケアステーションかしの木
（草加市）

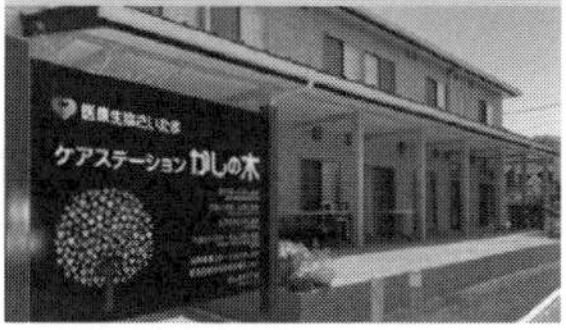

㉗ふじみ野ケアセンター
（ふじみ野市）

㉘ケアセンターすこやか
（川口市）

㉙ケアセンターかもがわ
（上尾市）

㉚ケアセンターひだまり
（春日部）

㉛生協介護センターこだま
（児玉郡上里町）

㉜ケアセンターはんのう
（飯能市）

㉝ケアセンターたかしな
（川越市）

㉞おおみやケアセンター
（さいたま市）

㉟深谷生協訪問看護ステーション
（深谷市）

⑭あさか虹の歯科
（朝霞市）

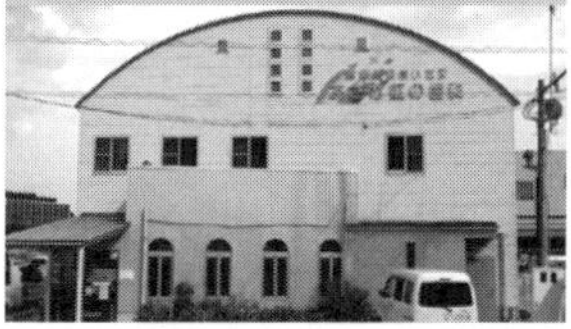

⑮老人保健施設みぬま
（川口市）

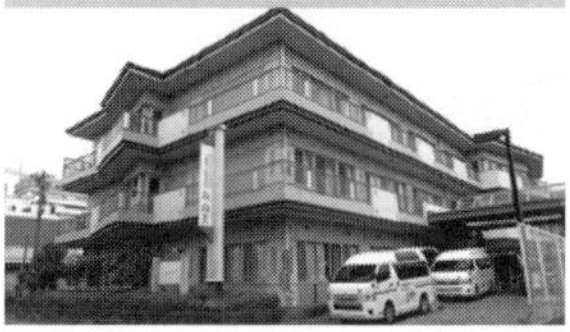

⑯老人保健施設さんとめ
（所沢市）

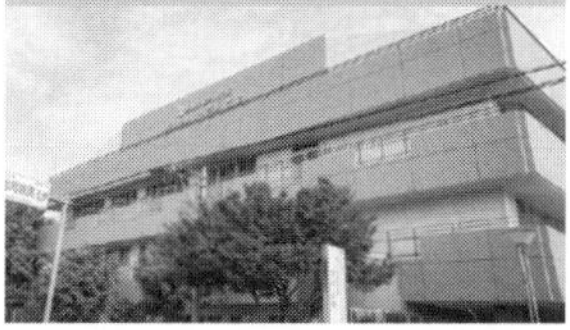

⑰介護付有料老人ホーム 桂の樹
（所沢市）

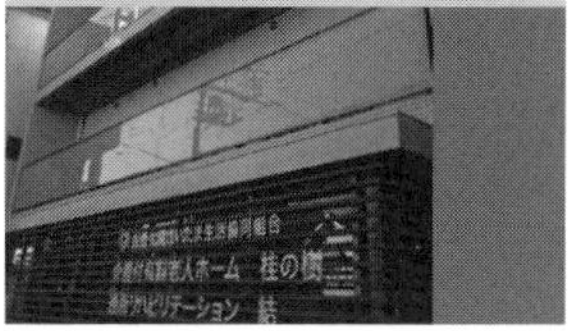

⑱さんとめホーム
（所沢市）

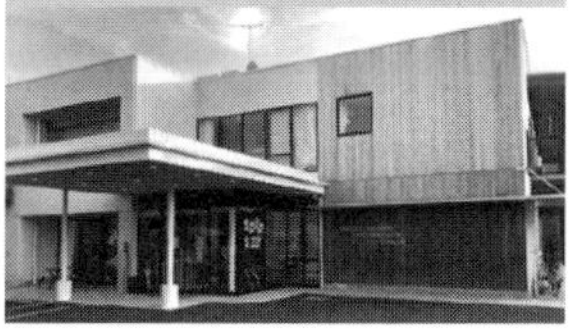

⑲ケアステーションうらしん
（さいたま市）

⑳ケアセンターきょうどう
（川口市）

㉑ケアセンターとこしん
（所沢市）

⑧おおみや診療所
（さいたま市）

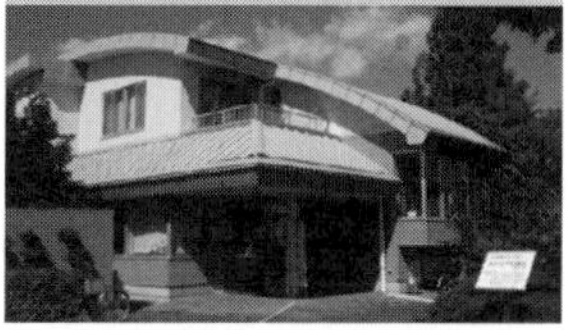

⑨かすかべ生協診療所
（春日部市）

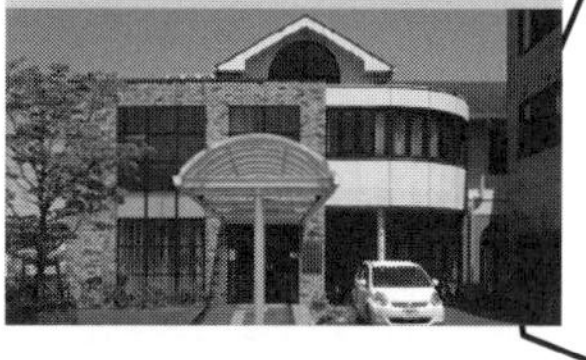

⑩大井協同診療所
（ふじみ野市）

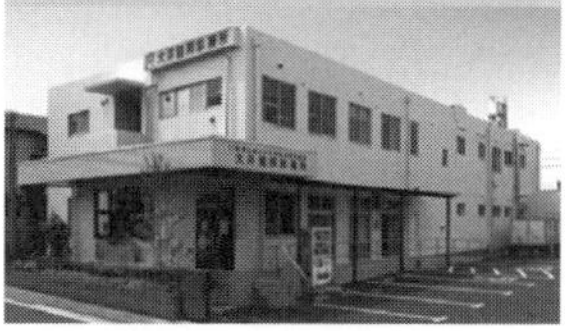

⑪所沢診療所
（所沢市）

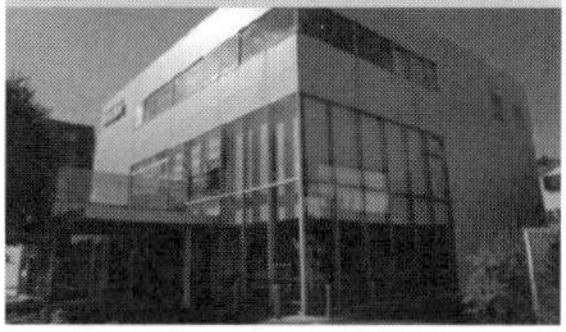

⑫行田協立診療所
（行田市）

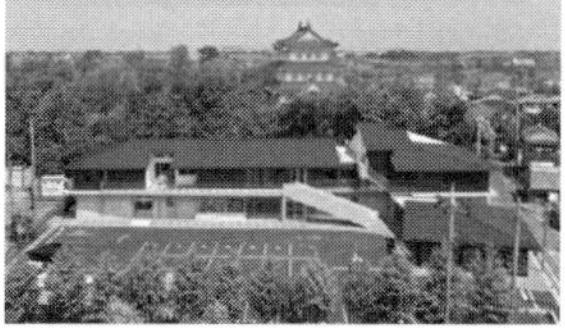

⑬生協歯科
（さいたま市）

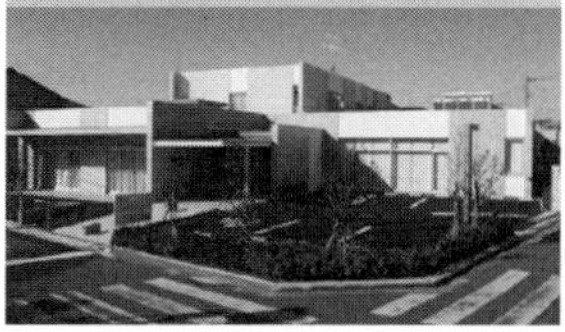

エピローグ

　このたび、新型コロナウイルスのパンデミックのもとでの看護実践の記録を届けることができ、本出版未経験者が大半を占めるだけに感慨もひとしおです。

　収集した事例からは、看護職の苦悩や喜びとともに看護の奥深さに気づかされることも多く、新鮮な感動の連続でした。また、事例の背景には葛藤や挫折もあったはずだと想像することで、仲間たちへの共感と尊敬、誇りと感謝の心が充ちてくることも度々ありました。そして、看護職が成長する姿から、実践が未来を拓く力だと確信することができました。

　一方、私たちの課題も見えてきました。

「新型コロナウイルスの影響やデジタル化の推進で、効率性優先の職場環境になっていないか、『患者・利用者のそばにいる・聴く・触れる』ことから逃げていないか。この三年間でウイルスの実態がみえてきているにも関わらず、感染リスク回避のために行動を抑制し続けるのはプロとしてどうなのか」。これは、医療生協さいたま三〇周年特別記念講演で川嶋みどり先生から投げかけられた言葉です。この問いを真正面から受けとめ応える看護実践が求められています。

二〇〇七年に出版した『地域とともに産み・育み・看とる』では、当時の医療・看護を取り巻く象徴的な情勢を「看護の危機」「地域医療崩壊の危機」「生存権の危機」と捉え、これらの危機を乗り越えるには、健康の主権者である地域住民と、医療・看護の現場で働く職員が互いを知り、理解し合い、「協同の絆」を強くすることが大切ではないかとメッセージを発信しました。

本書『続　地域とともに産み・育み・看とる』は「生と生存の危機」が現実化する中で出版します。

新型コロナウイルスに罹患しても「患者になれない患者」、自宅で「生死の判断」を迫られるなど、いわゆる「いのちの選別」とも言える状況が全国で発生しました。また、世界では気候危機や紛争、経済の低迷といった要因が絡み合い、飢餓や貧困が大規模に進行し、餓死も生まれています。そして、ひとたび戦火を交えれば悲劇的な事態を招くにもかかわらず、我が国では「戦争をする国づくり」が加速し、地域社会や国全体の未来に影を落としています。

日本国憲法前文には「われらは全世界の国民が、ひとしく恐怖と欠乏から免れ、平和の内に生存する権利を有することを確認する」と記されています。人々の健康と健康な社会づくりに関与する専門職である私たちには「生と生存の危機」の現実に目を背けることなく、人々のいのちを最優先とする地域との「協同の絆」をより強固にしていくことが求められています。不安もありますが、一つ一つの実践の積み重ねが未来につながることを信じて歩みを刻んでいきたいと思います。

最後に、本書にすいせんの言葉を贈ってくださいました川嶋みどり先生、インタビューに応じてくれた職員の皆さん、本編集委員会に快くメンバーを送りだしてくれた職場の皆さんに心からお礼を申し上げます。

末尾になりますが、本編集委員会での尽きることのない議論に辛抱強くお付き合いくださいました、ライターの花崎晶さん、内藤久美子さん、本の泉社の浜田和子さんに心より感謝申し上げます。

二〇二三年三月　　医療生協さいたま 看護部　本編集委員会

本編集委員会

岡田 美智子（委員長）

岩隈 望（副委員長）

見川 葉子

千葉 妙子

岩月 民子

大森 有紀

佐藤 智美（事務局）

牛渡 君江（監修）

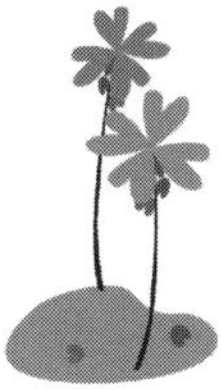

続 地域とともに産み・育み・看とる

―コロナ禍でいのちと向き合う―

2023年3月31日　初版第1刷発行

編　著　医療生協さいたま 看護部 本編集委員会

発行者　浜田 和子

発行所　株式会社 本の泉社
〒112-0005　東京都文京区水道2-10-9 板倉ビル2階
TEL03(5810)1581　FAX　03(5810)1582
http://www.honnoizumi.co.jp

DTP　株式会社 西崎印刷　河岡 隆

デザイン　久保寺 浩

印刷・製本　新日本印刷株式会社

ISBN 978-4-7807-2230-7